科学的根拠から考える

助産の本質

三砂ちづる　編

南山堂

執筆者一覧 (執筆順)

三砂ちづる　津田塾大学学芸学部多文化・国際協力学科教授

左古かず子　あゆみ助産院院長

野口真貴子　日本赤十字看護大学教授

信友　智子　春日助産院―秋月養生処―院長

竹原　健二　国立成育医療研究センター研究所政策科学研究部室長

矢島　床子　一般社団法人矢島助産院名誉院長

川上　桂子　聖マリア学院大学看護学部講師

松﨑　政代　大阪大学大学院医学系研究科保健学専攻教授

松本　亜紀　一般社団法人倫理研究所倫理文化研究センター専門研究員

鈴木　雅子　十文字学園女子大学教育人文学部心理学科講師

加藤　章子　前 宮崎県立看護大学看護学部准教授

小山内泰代　国立国際医療研究センター看護部副看護師長

新福　洋子　広島大学大学院医系科学研究科国際保健看護学教授

笹川　恵美　東京大学大学院医学系研究科助教

福島富士子　東邦大学看護学部教授・学部長

宗　祥子　松が丘助産院院長

春名めぐみ　東京大学大学院医学系研究科教授

序

　科学的根拠に基づいた医療，というとき，真っ先に名前のあがるイギリスの疫学者 Archibald Cochrane は，人間はもともと回復する力をもっているからその力を損なう可能性のある医療介入はできるだけ避けるべきであり，どうしても医療介入をしなければならない場合は，科学的根拠に基づいたもののみ行うべきだ，と述べていた．「科学的根拠」とは，だから，一義的に，「なるべく慎み深くあるべき医療介入を，それでもどうしても使わなければならないときに，求めるもの」，である．

　助産は，何より，人間のもつ生理学的プロセスを重視する．その生理学的プロセスを妨げようとする医療介入が必要だとすれば，それこそ「科学的根拠」がなければならない．だから「科学的根拠から考える助産の本質」とは，言葉をかえれば，いかにして助産は女性とともにあり，生理学的プロセスに立ち返ることができるか，ということと同義であると思う．

　この本は，大変，個人的なきっかけによって生まれた．2018 年 9 月，前職場であった国立公衆衛生院（のち国立保健医療科学院）時代の元学生さんたちが中心に企画された編者の還暦祝いで，現在は助産教員であるおひとりが，ふとつぶやいた言葉から始まったのだ．彼女曰く，

　　　聞いてくださいよ，この間，試験に「分娩の三要素を書け」という問題を出したんですよね．もちろん分娩の三要素は，「娩出力，産道，娩出物」，です．そうしたら，学生の 1 人が「やる気，勇気，元気」って書いてきたんですよ．もちろん間違いですけどね，でもねえ，お産ってそういうところ，ありますからね．間違い，というのもしのびない気持ちがしました……．

　聞いていた私たちは，いや，ほんと，そうだよな，お産は「やる気，勇気，元気」だな，と思って，「やる気，勇気，元気の助産」っていう本をつくりたいですね，などと，いろめきたった．その場に多くの助産教員や母性保健の研究

者が集まっていて，編集者までおられたので，なかなかいい本ができるのではないか，と思ったのである．結局，タイトルは「科学的根拠から考える助産の本質」という，公衆衛生関係者が集まってつくるにふさわしいものに落ち着いたが，この本の源流は「やる気，勇気，元気」なお産を語りたい，というところにあったのだ．

編者は，母性保健を専門分野とする疫学者であり，この本の第1章と第8章を書いた．第2章，第4章，第6章，第7章の執筆者は助産師で，国立公衆衛生院（のち国立保健医療科学院）で出会い，現在は助産教員として，国際保健ワーカーとして，第一線で働いておられる方々である．助産のプロであるが，同時に公衆衛生マインドのある方々である．第3章は疫学，第5章は民俗学を専門とする出産の分野に関わる研究者による執筆である．コラムは，敬愛する現場の助産師の方々に書いていただいた．1人ひとりをよく知り，助産分野に造詣の深い南山堂の編集者，高柳ユミさんにお世話になれたことは大変な幸運だった．

「助産」を前に出した本であるが，私自身は助産師ではない．助産師ではないからこそ，日本の助産を外から客観的に見ることができると思う．日本の助産師の特質，開業助産師のありようは，世界の文化遺産に指定されるべき人類の財産である，とも思う．日本の助産師のファンでもある．この本が1人でも多くの助産師，助産学生，また助産に興味をもつ方に届くことを願っている．

2021年1月

三砂 ちづる

目　次

Column

第1章

助産と科学的根拠

「科学的根拠」とは何か．それに根拠があるのか，エビデンスを出せ，エビデンスのないことをするな……．現場でいろいろな言い方がされることを，耳にされていることと思う．医療の分野，つまりは助産の分野もそうなのだが，この分野でいわれる「科学的根拠」とは，適切にデザインされた疫学調査をもとにして出されるものである．何が科学的根拠を与えるのか，といえば，適切にデザインされ，適切に遂行され，適切に分析され，それなりの雑誌に査読つきの論文で発表されたものが科学的根拠になりうる．そしてどの科学的根拠がより値打ちがあるのか，ということ，つまりは疫学調査のうち，どういう調査がより「重要な」科学的根拠を提供するのか，ということもはっきりしている[*1]．疫学は，医療の分野の科学的根拠を提供する学問的枠組みなのである．まずは，助産の分野で身近なことから話を始めよう．

研究者の意図

例えば，お産のときの「剃毛」を例にあげてみよう．現在，「慣例的に剃毛をする」，つまりは「お産をする人全員に剃毛する」ということには，科学的根拠がない，ということになっている．結構なことである．お産に来た人全員の，おしもの毛を完全に剃らなければならない，ということは，ない．なんらかの介入が必要になって，剃らなければならないことになったら，その

[*1] システマティックレビューと呼ばれる，あるテーマに関する調査研究を多く集めて議論したものや，メタアナリシスと呼ばれる多くの調査研究のデータを統計的に合体させて分析したような調査はとてもパワフルな科学的根拠を提供する．単独の研究調査では，まず，ランダム化比較試験 randomized controlled trial（RCT）が最もパワフルであり，コホート研究，ケースコントロール研究，横断研究，ケースレポートの順に知見の階層性が低くなる．

ときに剃ればよいのであって，産婦全員が入院してきたらまず，剃毛されなければならない，などということはないのである．もっともな話だ．もしあなたの働いている病院で「全員，剃毛するように」などとドクター，あるいは，上司から指示されたとしても「それは科学的根拠がありませんから，やらなくていいと思います」とか，言ってもよいのである．言ってもよいことを，いつも言えるかどうか，言ってもよいことを実際に言うことができるか，というのはまた，別の話であるのだけれども．とにかく，勇気があれば，そう言ってよいのだ．科学的根拠があるから．

　ところで，この「全員に剃毛の必要がない」という科学的根拠であるが，いったいどうやって科学的根拠になったのか．自然に時間が過ぎて，世の中が進んでいったからこのような科学的根拠が，ぽん，と出てきたのか．そんなことではない，と思われるだろうけれども，では，なぜ，この科学的根拠が出てきたのか，説明できるだろうか．なぜ，この「全員に剃毛はいらない」という科学的根拠が出てきたのか．

　それは，「そういう科学的根拠を出したい，と思う人がいたから」，出てきたのである．昔々あるところに，というほどに昔ではないのであるが，しばらく前に，おそらくは病院で働いていた助産師あるいは誰かが，全員に剃毛処置がなされているのを見て，疑問を抱いたのだ．「なぜ私たちは産婦さん全員に，剃毛しているのか．これって全員に必要なことではないんじゃないか」という素朴な疑問を抱いた．なぜやっているのだろうか，と周りや上司に聞いても「ずっとこうやっているのだから」以外の返事がない．「え？　どういうことだろうか，ただの習慣なんだろうか．何も理由がない習慣なのか．そんなことで産婦さん全員に剃毛するのは理不尽だなあ，産婦さんだってきっと不快だよなあ」と思って，「どうすればこの状況を変えていくことができるのか」と考える．考えてみて，「そうだ，“研究”をやればいい．“調査”をやってみて，それでデータで示せば変えていけるのではないか」，そう思って研究を立ち上げる．

　自分で研究を立ち上げてもいいけれども，自分で研究調査をやったことがなくて，どうやったらいいのかわからないときは，研究所や大学で「研究者」という仕事をやっている人を巻き込んで，一緒に研究を立ち上げることにな

る．この，研究を立ち上げる，というのが，なかなか「お作法」がいること
で，研究をやったことのない研究の「素人」にはややわかりにくいのである．
研究を立ち上げる，というのは，このようにまず「疑問」を抱き，その疑問
を現在，当該分野で科学的に認められているような方法を学んで研究計画を
立ち上げる．この医療や助産の分野では，まず「疫学」の方法を使って研究
デザインをつくり，倫理的に問題がないかチェックをして，質問票など必要
なデータ収集ツールをつくるなどして必要な現場でデータを取り，そのデー
タを統計ソフトを使って分析して，論文にして学会に発表して，雑誌に発表
する，などというプロセスがあるのだが，そんなことはやったことがない人
にはわからない．だからその仕組みを学びましょう，一度，小さな調査でも
いいから自分でやってみましょう，というのが，大学や大学院教育を受ける，
という意味でもあるのだ．

　つまり，この場合，「剃毛を産婦全員にしなくてもよいのではないのか」と
いう疑問をもった人が，その研究を立ち上げ，計画を立てて，データを取り，
分析して論文にして，その論文がそれなりに世の中で価値が認められている
雑誌（掲載されると，より価値のある雑誌のことをインパクトファクターが
高い雑誌，などという）に掲載されたから，「科学的根拠がある」ことになっ
たのである．

　これはどういうことかというと，結局，「科学的根拠」は，「そのような科
学的根拠を出したい」という人の意図があって始まる，ということなのであ
る．すべての科学的根拠には，というか，すべての研究には，研究者の「意
図」がある．研究者が何か自ら思うところがあって，その思うところを，思っ
ているだけ，口で説明するだけでは説得力がないから，自らが専門とする分
野の研究理論を使って説明しようとするところに研究が立ち上がるのであ
る．それが科学的根拠になっていくのだ．科学的根拠は，勝手に出てくるも
のではなく，まずは，「意図」があって出てくるものなのである．

　医療分野の「科学的根拠」の枠組みを提供している疫学研究には，「絶対的
な真理」というようなものは，ない．数学などの学問体系とは異なる．でき
るだけテーマに沿って自分の研究仮説を検証できる研究デザインを選び，で
きるだけバイアスのかからないような研究計画をつくり，データを集めて，

解析し，論文を書く．それは絶対的な真理，というわけではなく，誰か別の人が，自分がやったよりもより，研究として階層性の高い，別の言葉でいえば，レベルの高いデザインの研究をやって，結果を出せば，乗り越えられていくようなものである．つまり，「絶対的に正しい科学的根拠」というものは，存在しない．科学的根拠は常に乗り越えられ，塗り替えられていく可能性があるものだ．

それでは，この「すべての産婦に剃毛をする必要はない」という，現在出されている科学的根拠もまた，塗り替えられていくのだろうか．ちょっと考えてみよう．現在ある「慣例としての剃毛の必要がない」という科学的根拠を乗り越えるためには，それよりもよいデザインの疫学調査で遂行された新しい科学的根拠が出されなければならない．「産婦全員が出産前には剃毛されるべきである」という新しい科学的根拠が出されなければならないのだが，そのためには，その新しい研究をやりたい研究者がいなければならない．つまり，そこには「意図」ある研究者の存在が必要なのである．

前述したように研究者の「意図」のないところに研究は立ち上がらないのだから，この場合，現今の剃毛に関する科学的根拠を塗り替えるためには，「何が何でも全員に剃毛したい」という強い気持ちをもった研究者が現れなければならない．「産婦全員が剃毛する必要はない，という科学的根拠があるそうだが，そんな科学的根拠には納得できない．入院してきたら，当然全員，剃毛すべきだ．必ず剃毛しなければならない」ということを深く信じ，全員剃毛することに情熱をもち，他の研究者を巻き込んで，研究プロトコルを立ち上げ，競争的資金に応募して，研究費を取り，綿密なデータ収集をして，分析をする，ということが必要なのだ．研究を計画してから，論文にするまでには，思い立ってから早くて２年はかかると思う．そこに時間を割くことが自分の研究人生にとってとても重要なことだ，という「意図」をもつ研究者が現れなければならない．

現れるだろうか．そういうテーマをもつ研究者は，あまり，現れそうにないような気もする．研究を立ち上げる，というのはそんなに簡単なことではない．多くの労力と綿密で忍耐強い知的作業が必要になる．生半可なテーマを設定して，なんとなく研究を始めても，研究を遂行する長いプロセスの間

で，気持ちが続かなくなってしまうものである．卒業論文や，修士論文，博士論文を書く人たちには，いつも必ず「自分のテーマを見つけることこそが一番大切である．テーマを決めることが研究の 9 割を決めるのだ」と申し上げているが，それは，研究というものが研究者 1 人ひとりの抜き差しならない，さわれば手の切れるような，その人にしか思い至らないような，そういうテーマがあってこそ，立ち上がり，論文にするまで熱意をもって遂行できるものだからだ．

　産婦全員に剃毛が必要ではない，という研究を立ち上げた人には，それなりの強いモチベーションがあったであろうことは想像に難くない．おそらく，本書を読んでおられる助産関係の方のほとんどがそうであるように，お産はできるだけ女性の力，赤ちゃんの力を生かして，不要な医療介入を避けよう，とすることに熱意をもっておられたに違いない．そちらの方向には，モチベーションをもって研究を立ち上げる人がたくさんいそうなのである．

　一方，「全員に剃毛する」ことをテーマに掲げて，現在の科学的根拠を乗り越えるべく，自らの，実はとても短い研究者としての人生の重要な時間を割こう，と考える人が出てきそうにない，と，思うのである（しかし，そこは，わからない．ひょっとしたら，そういう研究者も現れるかもしれない．その可能性を否定はしない）．新しい研究が現れなければ，いったん出た科学的根拠は，ずっと乗り越えられていない科学的根拠，として，残っていく．科学的根拠とはそのようなものである．つまり，すべての科学的根拠は研究者の「これを示したい」という意図があって出てくるものなのである．

　自らの意図があれば，それでは自らの望むような科学的根拠が出せるのか，自分の望むようなデータを出すのか，それはデータ改ざんではないか，といわれるかもしれないが，そういう話では，まったく，ない．そうではないけれども，研究者が研究を立ち上げるときは，できるだけ自らの望むデータがでるように，研究デザインをつくり，質問票をたんねんにつくり，対象者を選び，丁寧にデータ収集をする．そして統計処理をして分析をして，その結果を考察していく．そのプロセスにおいて，できるだけ自らの意図するところが示せるように考察するのである．そうやって努力しても，もちろん，自らの望む結果が出ないこともありうるが，そうだとしても，データの解釈

や考察で，さらにいろいろな議論につなげることが可能である．科学的根拠，というのは，そのようにして，研究者が出してくるものである，ということを理解して，科学的根拠，というものを見るようにしたい．

　だから，不必要な医療介入が行われていたところに（例えば全員に剃毛，など）もっと生理学的プロセスにそったお産ができるように，という意図で立ち上げられた科学的根拠に関しては，それを塗り替えるような新しい科学的根拠が出てくることは，なかなか考えにくい．1996 年に世界保健機関 World Health Organization（WHO）は『Care in Normal Birth：A Practical Guide（正常出産時のケア：実践ガイド）』という冊子[*2]を発行した．2018 年に 22 年ぶりに改訂され，『WHO recommendations：Intrapartum care for a positive childbirth experience（WHO 推奨：ポジティブな出産体験のための分娩期ケア）』になったが，例えば例にあげた「慣例的な剃毛」とか「慣例的な入院時の浣腸」などは推奨されるケアではない，などをはじめとする自然なお産をサポートする科学的根拠，お産の生理学的プロセスをあらためて補強するような科学的根拠は，それを乗り越えようとする研究者が出てきにくいため，ある意味「古くなることがない」，つまりは，科学的根拠としてあまり変わっていかない，ともいえるのである．

科学的根拠が変えるもの

　それでは，科学的根拠があれば，現場が変わるのだろうか．現状を変えたい，こうだ，と思うことを示したい，という研究者が，意図をもって研究を立ち上げ，科学的根拠を示せば，医療の現場を変えられるのだろうか．科学的根拠には，そのような力があるのだろうか．

　科学的根拠は，何のために出すのかというと，確かに，現今の医療サービスをよりよいものにしていくために，出すのである．「医療」という枠組みの中で，よりよい医療サービスを提供するために，あるいは現今の医療のシステムや具体的なケアを変えていくために，科学的根拠を提供する学問の枠組

---

*2　日本語訳は『WHO の 59 カ条 お産のケア 実践ガイド』（戸田律子訳，農山漁村文化協会，1997）．

みが疫学だからである．ところが，いくら，科学的根拠を提供しても，医療が変わらないことは，実は少なくない．科学的根拠は法律などのように遵守が求められているわけではなく，医療者に提供される多くの情報の 1 つにすぎず，実際に科学的根拠を日々の臨床にどのように生かすか，は，現場に任されている．

例えば，「新生児室」に，科学的根拠がない，といわれて久しい．生まれてきた赤ちゃんに特に問題がなければ，赤ちゃんは「母子同室」で，お母さんの横にいることが，よい．母乳哺育推進のために，母と子の絆 bonding をより強くするために，感染症が乳児間に広がることを避けるために，「新生児室」ではなくて，「母子同室」のほうがよいのであり，元気な赤ちゃんを皆集めてケアする「新生児室」は必要ではない．もはやこれは科学的根拠がある，というレベルではなく，世界の母子保健の常識，にも近いようなことなのだが，日本ではまだまだ「新生児室」が大活躍していて，「母子同室」ではない産院，病院も少なくない．日本で新生児室がなくならないのは，現場の助産師なら誰でもご存じのことと思う．ある意味，堂々と科学的根拠がないことをやっている，ともいえるわけで，科学的根拠をどう生かすのか，は現場次第である，いくら科学的根拠があっても，現場は変わらない，という代表的な例の 1 つといえるのだ．

科学的根拠があっても現場は変わらないかもしれない．しかし，心ある医療者や，医療サービス提供者や，政策担当者が現れ，ある医療サービスやケアを変えたい，と思うとき，「ここにこういう科学的根拠があるから，こうやって変えていこう」とするときに，科学的根拠を使ってもらうことができる．そのときのために，研究者が自ら信じるところ，つまりは自らの意図を，データにしていくのが研究である．逆にいえば，研究者は自分の意図するところ，やりたいことをやっていくのが仕事なのであり，実際に現場を変えられるかどうかは，研究者の仕事ではない．研究者としては，自分の出した科学的根拠を使って医療サービスの現場を変えていく人がいつか出てくることを願って，やりたい，と思う研究をやるだけなのである．

「科学的根拠」はあくまで医療サービスを変えるために使うものであって，医療関係者ではない一般の人々に行動指針を与えるようなものではない．科

学的根拠を出して，この国の人々の行動様式を変えよう，などという意図をもって研究が行われるものではない．一般の人々の行動は，科学的根拠のある，なしで変わらない．また，変わるものではなく，変えるものでもないと思う．変わってほしくもない．例えば，私自身は「できるだけ自然な，女性の力を生かし，赤ちゃんの力を生かすような出産が，その後の母親と子どもがよりよく過ごすことや母子のよりよい関係性に影響を与える」という仮説をもつ疫学研究を行ってきた．当時，そういう研究をしています，と言うと，「いいですね，そういう科学的根拠が出れば，女性は自然なお産を選ぶようになるでしょうね」と言われたことがあるが，とんでもないことである．そんなことは意図していない．女性たちが科学的根拠を知って，お産の方法を選ぶためにやっているのではない．

　女性が自分の力と赤ちゃんの力で，子どもを産むことなど当たり前のことだ．それに女性が疑問を抱くような，そしてそのための本能が発現しないような生活と医療の環境ができあがっているところに，問題がある．だからせめて，医療サービスがそういう女性と子どもの本来の力を邪魔することのないようなお産の環境になってもらいたい，と思って，医療サービスのありよう，ケアのありようを変えたい，と思って，疫学という方法論を使って，科学的根拠を出そうとしたのである．

　女性の行動は科学的根拠で変わるのではない．女性の行動は，母親の語り口や，近所の信頼しているおばさんの意見で変わる．あるいは，親しい友人の経験談によって変わる．自分の読んだ本の印象で変わる．それでよいのだと思う．人を1人，産んだり育てたりすることに，医療だけのいいなりになるものか，私が決める，ハラのすわった母親ならそう考えるだろうし，そうあってほしいと願っている．科学的根拠はあくまで，医療サービスを変えるために使われるものであって，女性の行動を変えるために出すのではないのである．

EBM の歴史と助産

　科学的根拠に基づいた医療 evidence-based medicine（EBM）の理論的枠組

みをつくった 1 人であり，現代の代表的な医療の科学的根拠のデータベース，コクラン・ライブラリー Cochrane Library にもその名を残すイギリスの疫学者 Archibald Cochrane は，そもそも人間には，回復していく力があるのであり，医療はその力を邪魔してはいけない，と考えていた．医療はインフレーション状態，つまりは，入力超過の状態にあり，期待されたほどの結果をもたらしていない．医療介入は何でもやればよいというものではない．余計な医療介入は人間のもっている力を損なうこともあるのだから，医療介入はできるだけ避けるべきであり，どうしても医療介入をしなければならないときは，十分に科学的根拠がある，と示されたものを行うべきである，と考えていた．だから，すべての医療介入はランダム化比較試験という疫学研究を行って科学的根拠があることを示すべきだ，と提唱した．

　人間の本来の力を損なわないように，医療介入は慎み深くあるべきだ，という考え方は，もちろんお産の分野でこそ，最も生かされる考え方だと思われることだろう．まさにその通りで，コクランの考えていた「すべての医療介入は科学的根拠があるものだけ行われるべきだ」という考え方は，彼の弟子であった Iain Chalmers によって，まず実践されることになる．Chalmers は国際保健にも造詣の深い産科医であり，コクラン・ライブラリーにつながっていく The Oxford Database of Perinatal Trials を 1980 年代末に発表している．これはまず，出産前後の医療介入に関する研究をまとめたものであった．EBM の最も初期の仕事が出産前後の研究調査のレビューから始まっていることには，理由がある．「助産の分野」こそ，科学的根拠を語る，最も始まりの分野であった，ということに思いをいたしてもらいたいと思っている．

（三砂 ちづる）

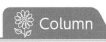

切れ目のない関わりを実現する開業助産所

懐に入れてくれた産婆さんに憧れて

　私はとても小さく生まれた．産婆さんの森川和子先生が自分の懐に入れて育ててくださったから，命が助かった．文字通り，助産師さんのおかげで，今の命がある．そういうことが子ども心にも，ぱしっと入ってしまった，といおうか，命の恩人である森川先生の優しいまなざしが心に焼きついて離れなくなったのである．それは忘れることはできない私の原点といえる．のちに自分自身が助産師になって病院で働くようになったとき，そこで働く人の表情が，森川先生のあの優しいまなざしとは全然違う，と思ってしまった．とてもかけ離れている，と感じた．森川先生の姿に憧れて，その姿を夢見て助産師になった私は，その夢を実現するためには，開業するしかないんだ，と思い，開業助産師になったのである．

お産のときは優しく，妊娠中は厳しく

　助産師になって，森川先生のところに免許を見せに行ったときのことを今も忘れることができない．森川先生は，「勉強はしないほうがいいのよ，賢くならないほうがいいのよ．ただ，お産をする人に優しくしたら，それでいいの」とおっしゃった．とにかく，優しくしてあげて，と．だから，お産のときは，絶対に厳しいことは言わないようにしている．そのぶん，妊娠中に厳しくする．食事や生活を注意して，妊婦さんを泣かせたこともある．たとえ，私が寝込んでしまってもお産がうまくいってほしい．そのためには，妊娠中には厳しい言い方が必要なこともあるのだ．

　助産師の腕の見せどころは，妊婦健診だと思う．継続して1人の女性としっかり関わること．そこで手を抜いては駄目だ．お産のときに，大変なことにならなくて済むような体にしなくてはならない．切れ目のない継続的な関わり，ということ．開業助産所はそれを可能にするところである．1人の妊婦さんを助産所の助産師全員で，きめ細かく見守っていくことが大切なのだ．

　今，何度目かの助産所の危機だが，なんとか助産所をゼロにすることなく，次世代に継いでいきたい．

（左古 かず子）

第2章

助産パラダイム

　医療の対象ではなかった現象を医療の問題として扱い，対処，治療するようになる変化は，「医療化 medicalization」という言葉で表されている．中でも近代社会では妊娠，出産だけでなく，女性のリプロダクティブヘルスに関わる多くの事象が医療の対象となったと指摘されている[1]．1985 年以来，帝王切開術の分娩割合は全出産の 10～15％であることが望ましいとされるように[2]，高度な医療は確かに必要である．しかし，陣痛が開始される時点では70～80％が低リスクとされる産婦には，高度な産科医療だけで出産の安全性を高めることには限界があるともされる[3]．そのため妊娠，出産を情緒的，スピリチュアルな側面をあわせもつ正常で生理学的なプロセスととらえ，病気ではなく健康な心身機構とする助産モデルと呼ばれるパラダイムが 1980 年代に提唱されてゆく[4,5]．加えて 1990 年代からの科学的根拠に基づいた医療の発展にも支えられ，過度な医療介入に代表される出産の医療化の弊害も指摘されてきた[6]．出産を助け，産婦，新生児の世話をするという「助産」は，哲学としての助産パラダイムの体現をも包含するようになった．

日本の助産の特徴

　日本では，江戸中期の啓蒙書である『産家やしなひ草』で，「お産は病気ではない」と明言されていた[7]．この江戸中期は，助産経験豊かな年配の女性による介助が産婆という職業として社会的に認められるようになった時期でもある．その後，1945 年の第 2 次世界大戦敗戦で実施された連合国軍総司令部（GHQ）による看護制度改革までは，「正常産は産婆，異常産は産科医」というすみ分けの規範があったとされる[8]．日本でもアメリカ産科学の影響を受けて出産の医療化が進み，「産婆」が「助産婦」，そして「助産師」という

名称に変更されてきたが，伝統的な「お産は病気ではない」という考え方は，現在，施行されている規定や助産実践にも色濃く残されている．

　日本の助産師は，保健師助産師看護師法第3条で「『助産師』とは，厚生労働大臣の免許を受けて，助産又は妊婦，じょく婦若しくは新生児の保健指導を行うことを業とする女子」と規定されている．また医療法第2条で，「『助産所』とは，助産師が公衆又は特定多数人のためその業務（病院又は診療所において行うものを除く．）を行う場所」とされることから，日本の看護職の中で唯一，独立して助産所を管理でき，業務として助産と妊産褥婦，新生児の保健指導を自律的に実施する専門職である．アメリカ，イギリスなどの国では，男性の助産師が存在しているが，日本の助産師は女性だけに限定した国家資格である．これまで日本でも男性助産師に関する論議はあったが[8]，現在のところ女性に限定されていることから，女性の健康を女性である助産師が支えるという，伝統的な助産のありようが，そのまま残されているのである．

　日本の助産師は，正常な妊娠，出産，産褥，新生児には助産師だけで助産，保健指導を実施できるが，医療行為は制限されている．これは保健師助産師看護師法第37条で「保健師，助産師，看護師又は准看護師は，主治の医師又は歯科医師の指示があつた場合を除くほか，診療機械を使用し，医薬品を授与し，医薬品について指示をしその他医師又は歯科医師が行うのでなければ衛生上危害を生ずるおそれのある行為をしてはならない．ただし，臨時応急の手当をし，又は助産師がへその緒を切り，浣腸を施しその他助産師の業務に当然に付随する行為をする場合は，この限りでない」と規定されるからである．規定の後半部分にある「その他助産師の業務に当然に付随する行為」については，明確，具体的なコンセンサスは示されてはいない．助産師による妊婦健康診査での超音波検査のように[9]，医療機器を日々の実践で用いることは，そのような「業務」としてとらえられているのである．また杉山らの研究[10]では，現行制度の範囲の中で実施できる業務内容を，医療行為ではなく助産業務としてほしいものとして，「会陰裂傷縫合時に使用する麻酔薬およびアナフィラキシーショック対応時の緊急薬品の処方および投与」「避妊指導の実施にあわせた低用量ピルの処方」「女性の健康相談にあわせた子宮頸

がん検査の検体採取」などの薬剤処方や検査の実施に関する項目が含まれる.

　現行の日本の助産師の業務範囲に比べると，欧米の助産師の業務範囲は広いといえる．例えば自宅出産が 13.1％を占めるオランダでは，助産師による分娩時の会陰切開，縫合は認められている[11,12]．またオランダ，アメリカ，カナダ，ニュージーランドの助産師は，経口避妊薬や子宮収縮剤などの薬剤を処方できる[13]．国際助産師連盟 International Confederation of Midwives（ICM）による『世界基準　助産実践に必須のコンピテンシー Essential Competencies for Midwifery Practice』では，助産師として最低限求められる知識，技能，専門職としての行動が 4 つのカテゴリー，助産師の実践すべてに関わる一般的能力，妊娠前と妊娠期間，分娩期，そして産褥期と新生児に区分して示されている[14]．2019 年 10 月に更新された最新版では，合併症を予防，発見，安定させるという助産師の役割が強調され，プロトコルや政策にのっとりつつも会陰裂傷の修復は助産師のスキルとして示されている．また望まない，もしくは計画外の妊娠をしている女性へのケアも新たに明記されている．つまり，法的に認められていれば妊娠中絶薬の処方，投与，供給，管理が付加的スキルとして示され，妊娠 12 週までの用手吸引による妊娠中絶も助産師の必須能力として含まれているのである.

　このような国際的観点での助産実践に比べると，日本の助産師は薬剤の処方や人工妊娠中絶の実施は認められてはいない．あくまでも助産師の役割は，正常な妊娠，出産を中心とした母子の支援が基本である．国際的観点からは日本の助産師は産科医療に携われないと否定的にとらえられがちだが，医療行為が制限されているからこそ医療介入を伴う出産とは異なった，女性が本来もっている力を最大限に引き出すことに尽くしてきたともいえる[15]．そのため助産師は，医療ではなく助産の枠組みで自らの責務を果たすためにも，正常な妊娠，分娩過程を維持，促進することに尽くす．これは異常を予防し，早期に発見し，必要時は医療に移行させることに通じる．助産師は，ごくわずかな兆候も見過ごさず，対応するためにも，離れず女性に寄り添い続ける．経験豊かな日本の開業助産師は，女性をくまなく観察し，声や話を聞き，息遣いや呼吸を感じ，身体のさまざまな場所にふれて産婦の発するメッセージを少しでも多く感じとろうとするとされるように[16]，日本の助産

は，医療行為が制限されているからこそ，妊娠，出産の生理学的プロセスを支えることに長けているといえる．

助産所での助産ケア

先述したように，日本の助産師は助産所を開業，管理し，自律的に助産ケアを提供できる．助産所とは，医療法第2条で「助産師が公衆又は特定多数人のためその業務（病院又は診療所において行うものを除く．）を行う場所をいう」とされている．また医療法によると病院，診療所は「医師又は歯科医師が，公衆又は特定多数人のため医業又は歯科医業を行う場所」と規定されることから，助産所は医療を提供する場とは一線を画すものである．そのために助産所は，医療法第19条で「助産所の開設者は，厚生労働省令で定めるところにより，嘱託する医師及び病院又は診療所を定めておかなければならない」とされるが，常駐の医師はいない．また保健師助産師看護師法第38条には「助産師は，妊婦，産婦，じょく婦，胎児又は新生児に異常があると認めたときは，医師の診療を求めさせることを要し，自らこれらの者に対して処置をしてはならない．ただし，臨時応急の手当については，この限りでない」とあるように，異常時は医師との連携が必須とされる．

2017年の医療法改正では，それまで嘱託医の確保が義務づけられていなかった出張のみで助産業務に従事する助産師にも，妊産婦の異常に対応する医療機関を定めるように規定された．加えて異常に対応する病院または診療所の名称，住所および連絡先は，書面で妊産婦とその家族に交付し，適切な説明が行われなければならないとされていることからも，明らかに助産所では正常な妊娠，出産が対象である．これらのことから開業助産師は，妊娠，出産の生理学的プロセスを支えるという日本の助産の特徴を体現する存在といえる．

助産実践の範疇については助産師の標準的な業務指針であり，嘱託医師，嘱託医療機関との連携指針でもある『助産業務ガイドライン2019』[17]に，助産師が管理できる範囲や急変時の対応が具体的に明示されている．例えば，妊婦管理として「助産師が管理できる対象者」は，①妊娠経過中継続して管

理され，正常に経過しているもの，②単胎・頭位で経腟分娩が可能と判断された
もの, ③妊娠中, 複数回産婦人科医師の診察を受けたもの, ④助産師,
産婦人科医師双方が助産所または院内助産で分娩が可能と判断したもの, と
いう 4 項目に該当するものとされる. つまり異常事態に陥ってからの連携で
はなく, 女性は妊娠期から継続的に助産師と産婦人科医師の双方で妊婦健康
診査を受け, 正常経過であることを確認しつづけることで助産所, 院内助産
での分娩が可能とされる.

　また『助産業務ガイドライン 2019』[17]は, 妊婦管理適応として,「連携する
産婦人科医師と相談の上, 協働管理すべき対象者」「産婦人科医師が管理すべ
き対象者」も具体的に提示している. 協働管理で妊娠経過を総合的に判断し,
助産所, 院内助産での対象と判断がされ,「助産師が管理できる対象者」で
あっても, 妊娠中に発症した異常, 例えば分娩予定日を超過した場合は, 協
働管理に移行する. このように, 日本の助産所では助産師が正常で生理的な
妊娠, 出産を対象に自律的に助産ケアを提供しているが, 医療との緊密な連
携がこれを支えているともいえる.

　助産所の多くは, 医療に特化したものではなく, 家庭的な環境にある. 分
娩時使用備品として分娩器械, 分娩監視装置, パルスオキシメーターなどは
必ず備えるべきとされるが[18], 医療機器は少なく, また開業する助産師の自
宅に併設されることも多いことから, 助産所は「おうちのような場所」とも
女性に認識されるような環境である[19]. 助産所の多くは助産師が生活してい
る場に女性を迎え入れることからも, より家庭的, 日常的な雰囲気の中で妊
婦健康診査や分娩介助, 産褥期や新生児のケアが行われることになる. 例え
ば, 育児技術に関する保健指導も身近な環境や身のまわりのありふれた物品
を用いて行われるので, 女性の生活の場でも継続可能であり, 応用しやすい
ように提示できる.

　このような家庭的な出産環境は病院出産に比べて医療介入が少なく, 女性
の出産満足度を高め, 母子のリスクは上昇させないことが科学的根拠として
示されている[20]. 家庭的な出産環境では, 女性はリラックスして出産に臨
み, 女性のもつ産む力, 児の生まれる力を支えることができると考えられる.
一方, 病院出産は, 女性が自身にとってよいと思えることを感じたままに行

動できない場合が多く，ルーティンの処置を受けなければならず，家族や友人との面会制限や，薬剤や医療処置が施されやすいとも指摘される[21]．医療の介入が必要な妊娠，出産は医療施設で対応されるべきだが，助産師が管理できるローリスクの女性であれば，代替的な出産場所も提示されることが望ましいといえる．

　しかし 2018 年の人口動態調査[22]によると，日本の出生数は 918,400 人で，病院，診療所での出生が大半を占め，助産所での出生割合は 1% にも満たない．イギリスのように保険診療で分娩費用が賄われる医療システムとは異なり，日本の正常妊娠，出産は傷病の範囲ではないとみなされ，保険適応されない自費診療である．保険診療では診療機関が限定されるが，日本では自由診療であるため，少数派の助産所を含めて出産環境を選択できるが，女性の多くは病院，診療所で出産する．病院，診療所を出産場所として選択する理由は，自宅や実家から近い距離にあることや設備が整っていることが多くあげられる[23,24]．代替的な出産環境での出産を促進するには，妊娠前からの情報発信が重要とされるように[25]，出産環境が選択可能な日本だからこそ，出産環境のインフォームドチョイスが重要である．

日本の助産への所期

　1987 年に世界保健機関 World Health Organization（WHO），国連人口基金 United Nations Population Fund（UNFPA），国連児童基金 United Nations Children's Fund（UNICEF），国連開発計画 United Nations Development Programme（UNDP），世界銀行などがパートナーシップを組む国際的チャレンジである Safe Motherhood Initiative により，妊産婦死亡率の削減が世界的にはかられ，先進国だけでなく途上国でも施設内出産に移行してきた[26]．医療施設での妊娠や出産に関連する合併症の治療や新生児の集中治療が発展し，多くの母児が救命されてはきたが，女性の人権が損なわれるような出産経験も指摘されている[27]．例えば，保健医療従事者と女性の間に権威的なヒエラルキーが介在する場合，女性が尊重されず説明や同意がないまま医療処置が行われたり，女性から医療者に意見や疑問を言えなかったりするような状況

がある．女性の人権が尊重され，肯定的な出産体験であることが，母児の安全に重要であるため，女性を中心としたケアの重要性が提起されている[28]．このことは，女性とともにあることを第一義とする助産の役割が，国際的にもあらためて重視されているといえる．

　これに翻ってみると，本来，日本の助産は，医療介入が法的に制限される助産師のありように象徴されるように，正常で生理的な妊娠，出産を支えることに重きをおいてきた．しかしながら近年の妊娠，出産の医療化により，「問題がないことが，結果として証明されるまでは，すべての妊娠，出産は潜在的に病的な状態である」とみなす医学モデル[29]が，日本の施設内出産でも主体となっている．

　しかし世界的に妊娠，出産，出生の正常な生理的，心理的，社会的過程を最適化することを核心とする助産ケアが重視され[30]，母子の健康のために質の高いケアが求められる今日，日本には助産モデルに裏打ちされた助産を施設内出産に取り込める素地がある．日本の助産師教育は 2004 年度以降，大学院でも実施されるようになり，2018 年度の助産師の就業者数は 36,911 名で，ここ 10 年間の就業者数は増加している[31]．医師と助産師が同等の立場にある国では，医学モデルと助産モデルが組み合わされた最良のケアシステムがもたらされることからも[32]，助産師教育の中で学ぶ医学的知識を兼ね備えた日本の助産師が，助産の要と医療の恩恵を両立させた実践モデルを提示することに主導的役割を担えるだろう．

（野口 真貴子）

【文　献】

1) 柘植あづみ：医師の倫理と患者の倫理―生殖医療から考える「医療の環境」と「文化・社会環境」―．出産前後の環境―からだ・文化・近代医療―．吉村典子編, p.173-195, 昭和堂, 1999.

2) World Health Organization：WHO Statement on Caesarean Section Rates. World Health Organization, 2015.
https://apps.who.int/iris/bitstream/handle/10665/161442/WHO_RHR_15.02_eng.pdf?sequence=1（2020 年 3 月 1 日閲覧）

3) 松岡悦子：産科環境の変遷―テクノロジーとその有効性―．出産前後の環境―からだ・文化・近代医療―．吉村典子編, p.143-172, 昭和堂, 1999.

4) Litchtman R：Medical model and midwifery：the cultural experience of birth. Childbirth in America：Anthropological Perspectives. Michaelson KL ed., p.130-141, South Hadley：Bergin and Garvey, 1988.

5) Rothman BK：In labor：Women and Power in the Birthplace. W. W. Norton & Company Inc., 1982.

6) World Health Organization：Care in Normal Birth：A Practical Guide. World Health Organization, 1996.

7) 清水忠彦：「産家やしない草」考―現代語訳及び注解―. 近畿大学医学雑誌, 24（1）, p.1-14, 1999.

8) 大林道子：出産と助産婦の展望―男性助産婦問題への提言―. p.11-12, メディカ出版, 2001.

9) 仲谷紗稀, 伊藤由美, 佐川正：助産師が行う超音波検査に対する妊婦のニーズと満足度―産科医が行う超音波検査との比較―. 母性衛生, 59（4）, p.827-834, 2019.

10) 杉山智春, 谷口光代, 内田みさと, 他：医療施設で働く助産師への業務拡大に関する意識調査（第1報）. インターナショナル Nursing Care Research, 13（2）, p.9-18, 2014.

11) Zondag L, Cadée F, Geus M：Midwifery in the Netherlands 2017. Royal Dutch association of Midwives, 2017.
https://www.knov.nl/serve/file/knov.nl/knov_downloads/526/file/Midwifery_in_The_Netherlands_versie_2017.pdf（2019年11月20日閲覧）

12) 松原芽郁, 大江美優, 太田百香, 他：英語文献レビューによる先進国の助産師の業務範囲に関する調査. 母性衛生, 57（1）, p.157-165, 2016.

13) 大石時子, 日方圭子, 宮本涼子：欧米助産師の業務範囲と医師との連携. 産科と婦人科, 77（10）, p.1139-1146, 2010.

14) International Confederation of Midwives：Essential Competencies for Midwifery Practice 2019 Update. 2019.
https://www.internationalmidwives.org/our-work/policy-and-practice/essential-competencies-for-midwifery-practice.html（2019年11月10日閲覧）

15) 竹原健二：国内外の分娩進行に関する研究. ペリネイタルケア. 36（9）, p.897-900, 2017.

16) 竹原健二, 松井三明：分娩進行を判断・予測するために. ペリネイタルケア, 36（9）, p.855-857, 2017.

17) 日本助産師会助産業務ガイドライン改訂検討特別委員会編・監：助産業務ガイドライン2019. 日本助産師会出版, 2019.

18) 日本助産師会：分娩を取り扱う助産所の開業基準. 2012.
http://www.midwife.or.jp/pdf/kaigyoukijyun/kaigyoukijyun.pdf（2019年11月10日閲覧）

19) 野口真貴子, 髙橋紀子, 藤田和佳子, 他：札幌市産後ケア事業を利用した女性の認識. 日本助産学会誌, 32（2）, p.178-189, 2018.

20) Hodnett ED, Downe S, Edwards N, Walsh D：Home-like versus conventional institutional settings for birth. Cochrane Database Systematic Review, 2005.
https://www.cochranelibrary.com/cdsr/doi/10.1002/14651858.CD000012.pub2/full（2019年11月10日閲覧）

21) サリー・インチ：バースライツ―自然なお産の設計のために―. 戸田律子訳, メディカ出版, p.235-285, 1992.

22) 総務省：人口動態調査. 2018.
https://www.e-stat.go.jp/stat-search/files?page=1&layout=datalist&toukei=00450011&tstat=000001028897&cycle=7&year=20170&month=0&tclass1=000001053058&tclass2=000001053061&tclass3=000001053064&result_back=1（2019年11月10日閲覧）

23) 筥伊久美子, 二瓶良子, 太田操：妊婦の主体的な出産に関する意識調査―出産場所選択と希望分娩様式について―. 母性衛生, 43（1）, p.178-187, 2002.

24) 桑畑香奈絵, 宮田英子：「お産が選べる時代」の出産施設選択要件―出産経験者へのアンケート調査より―. 奈良県母性衛生学会雑誌, 28, p.22-24, 2015.

25) 遠藤里美, 宮内清子, 佐久間夕美子, 他：出産場所としての助産院（所）Ⅱ―助産院（所）での出産が増えるために何が必要か？ 助産院（所）へのアンケート調査報告―. ペリネイタルケア, 30（3）, p.278-282, 2011.

26) World Health Organization：Reduction of maternal mortality：a joint WHO/UNFPA/UNICEF/ World Bank Statement. World Health Organization, 1999.
https://apps.who.int/iris/bitstream/handle/10665/42191/9241561955_eng.pdf?sequence= 1&isAllowed=y（2020 年 3 月 11 日閲覧）

27) World Health Organization：The prevention and elimination of disrespect and abuse during facil-ity–based childbirth. World Health Organization, 2015.
https://apps.who.int/iris/bitstream/handle/10665/134588/WHO_RHR_14.23_eng.pdf? sequence=1（2019 年 11 月 10 日閲覧）

28) World Health Organization：WHO recommendations：Intrapartum care for a positive childbirth experience. World Health Organization, 2018.
https://www.who.int/reproductivehealth/publications/intrapartum-care-guidelines/en/（2019 年 11 月 10 日閲覧）

29) Wagner M：Pursuing the Birth Machine―The search for appropriate birth technology―. ACE Graphics, 1994.

30) Sakala C, Newburn M：Meeting needs of childbearing woman and newborn infants through strengthened midwifery. The Lancet, 384（9948）, E39–E40, 2014
https://www.thelancet.com/action/showPdf?pii=S0140-6736%2814%2960856-4（2020 年 3 月 11 日閲覧）

31) 厚生労働省：平成 30 年衛生行政報告例（就業医療関係者）の概況．2019.
https://www.mhlw.go.jp/toukei/saikin/hw/eisei/18/dl/gaikyo.pdf（2020 年 3 月 11 日閲覧）

32) Wagner M：Midwifery in the industrialized world. Journal of Obstetrics and Gynaecology Can-ada, 20（13）, p.1225–1234, 1998.

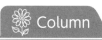

With Woman

女性が自分で決めること

　もう，20年くらい前のこと，Ｆさんは最初の出産の後，助産所に来た．白いＴシャツに短パンで表情はまったくなく髪の毛もボサボサ．赤ちゃんは夫が抱いていた．お産が思い描いていたものではなかったらしい．夫が「お産が進まず，医師と助産師が代わる代わる部屋に来ては無痛分娩を勧めたのです」と話すと，無言だった本人が「とうとう私は負けて無痛にしてしまったんです……」と，声を出し，泣いた．産後初めて泣けたのだ，という．産後も母乳育児でつまずいていた．極めて管理的だった実母との関係にいつも問題があったようで，実母の厳しい励ましに体が硬直し，わが子を抱っこすることもできなくなったこともあったらしい．結果として助産所に１ヵ月弱滞在した．

　その２年後，Ｆさんは助産所に戻って来て，２人目の女の子を出産する．「痛い，痛い」と言いながらも赤ちゃんを恍惚とした表情で受け止めた．このお産を通して自分は大丈夫だ，という根拠のない自信をもてた，という．

　その次女が10歳になった頃，職場で乳がんを指摘される．また助産所を訪ねてくれたＦさんは，不安そうだったが一緒に事態を冷静に分析することができた．治療方法と医療機関を選択し，抗がん薬をやめることも自分で決め，結果として５年を元気に乗り越えた．

　母が亡くなったときも助産所を訪ねてくれた．「母もいろいろ伝えたかったけれど伝えられなかった想いがあるのだろうなとも思えるので，生きているときより母を身近に感じる」と言う．

　Ｆさんがお産を通じ，自分への自信を取り戻し，母を許せるようになったプロセスは，私に女性性のもつ尊厳を感じさせる．

関係性のアート

　「助産」は「関係性のアートart」ではあるまいか．「助産」というアートが描かれるためには，断片的ではない継続した関係と女性の意思決定の尊重が基本である．科学的情報提供が必要なことはいうまでもないのだが，この女性はローリスクだ，ハイリスクだとアセスメントし始めた時点で女性自身が決定する自主性を失わせている矛盾にも気づく．ただ，条件なしで「With Woman」でありたい，女性に寄り添い，女性たちから学び続けたい，と願う．　　　　　（信友 智子）

第3章

生活の場としての助産所

生活の中にある助産所

　助産所はわれわれの日常に近いところにある．看板などがなければ，そこが助産所だと気づかれることもなく，地域の1つの住宅として景色に溶け込んでしまえるような助産所もある．実際に，普通の住宅を改装して助産所を開業しているケースは少なくない．地域やわれわれの日常生活に根差したこの独特な佇まいが，助産所での助産の本質を考える上で重要なヒントとなっているのではないだろうか．

　「『助産所』とは，助産師が公衆又は特定多数人のためその業務（病院又は診療所において行うものを除く．）を行う場所をいう．」これが医療法第2条にて定義された助産所である．助産所では「助産という広い意味での医療」が，地域や一般的な住宅の中で提供されているといえる．「妊娠・出産」は動物にとって自然な営みであり，医療が取り扱うさまざまな事柄の中で，疾病や障害ではない数少ない生理学的に正常な事柄である．そして，わが国では年間約百万件発生する極めて日常的で自然なことでもある．

　出生や死亡の多くが病院という日常から切り離された場で生じている現代において，助産所では妊娠・出産をより自然なことと位置づけ，人生の一部であり，生活の延長線上にあることとして取り扱っているように思える．助産所との関わりを通して，妊産婦はあるがままを受容され，心身を整え，子どものいる生活のありようを学んでいく．それはまるで生活に関する道場のようでもあり，経験豊かな女性の先輩が，これから妊娠・出産を迎えようとしている若い女性への知恵を伝承しているかのようであり，現代社会では失われつつある機能でもある．

　日本の助産師は，発展途上国のいわゆる伝統的産婆 traditional birth atten-

dant（TBA）とは異なり，看護師の資格をもち，さらに助産学に関する学び
を重ねた保健医療の専門家でもある．ところが，助産所で分娩をした女性の
産後の手記には，そうした専門家としての役割への敬意よりも，母のように
寄り添い，女性を受け止めてくれた助産師への思いや感謝，そこから得られ
た学びに関する記述に溢れている[1,2]．助産所が日常から切り離されずに生活
の中にあることは，助産師と妊産婦が，単に保健医療従事者とその患者とい
う関係にとどまらない，こうした濃密な関係性を構築するための装置の1つ
なのではないかと考えさせられるのである．

助産所の適応である妊娠・分娩の正常な経過

　妊娠・分娩は母子にとって死亡や障害発生のリスクが高いことでもある．
その中で，妊娠・分娩をそうした自然なこととらえることができるのは，
助産所では原則として正常な経過をたどっている妊産婦のみを対象としてい
るからでもある．助産所での管理の適応基準として『助産業務ガイドライン
2019』では，「① 妊娠経過中継続して管理され，正常に経過しているもの．
② 単胎・頭位で経腟分娩が可能と判断されたもの．③ 妊娠中，複数回産婦人
科医師の診察を受けたもの．④ 助産師，産婦人科医師双方が助産所または院
内助産で分娩が可能と判断したもの」の4項目に該当するものと定義してい
る[3]．既往や合併症がある妊産婦は，連携する医療機関と相談の上，協働管
理したり，産婦人科医が管理したりすることとなっている．

　このガイドラインは，助産所の助産師にとって，標準的な業務指針である．
妊娠・分娩が正常から逸脱したかどうかの判断基準であるとともに，医療機
関と連携して妊産婦や新生児の安全を担保するために不可欠なものである．
このガイドラインには分娩期と産褥期，新生児期に分けて「正常分娩急変時」
の観察と判断の視点や，搬送までの対応の例が記されている．また，分娩時
の出血や乳腺炎の対応フローチャート，新生児蘇生のアルゴリズムなど，重
篤な事象についてはより具体的な判断基準や行動の指針も明示され，2004年
の第1版の発行以降，新たな科学的根拠に合わせて更新されている．助産所
からの母体搬送症例に関する調査では，医療機関との協働管理が必要な高年

初産婦が 30％を占めることや，妊娠中から医療機関で管理すべきであった可能性が指摘される症例が含まれていたことが報告されており，正常な経過をたどっているかどうかの判断や，異常の早期発見と適切な搬送の重要性が指摘されている[4]．

　正常と正常からの逸脱を適切に判断し，助産師と医師が共通の認識をもつためには，明確な基準があることが重要だ．例えば，ガイドラインには分娩時に緊急に搬送すべき状況として，具体的に「母体発熱（38.0℃以上）」という数値が示されている．もちろん，これは 37.9℃ならば安全で，38.0℃になった瞬間に安全性が損なわれる，という意味ではないが，搬送基準として単に「母体発熱があるとき」と書かれているよりも，いざというときには判断しやすい．そういう意味で，このガイドラインはさまざまな状況をあげて，それが「あるのか」「ないのか」が明確に示されているといえよう．

生活の立て直しと健康管理

　助産所には医師はおらず，助産師が主体となってすべてを決めていく．助産師は，妊婦が正常な経過をたどれることを目指して心身を整えることを支えていく．妊婦は生活を立て直し，身体によいものを食べ，身体を温かく保ち，身体をよく動かし，よく眠る．お産は命がけのことであり，それに向けて妊婦の心身の状態を高めていく．助産所の管理適応である正常な状態を維持すること，そして，すでに正常な状態であっても，よりよい状態にし，少しでもリスクが低くなることを目指していく．

　助産所の妊婦健診は 1 人当たりの健診に要する時間が長く確保されていることが多い．その十分な長さの健診時間を用いて，助産師は妊婦の身体によくふれる．お腹だけでなく，足先から腰，背中，肩，頭と，妊婦の身体のさまざまな部位をさわりながら，妊婦の身体の状態を評価していく．同時に，妊婦に問診をしていき，生活の状況を把握していく．足先が冷えていたり，肩や背中が凝り固まっていたりすると，マッサージやお灸，足湯などをしてそれらの改善をはかりつつ，妊婦と話をしながら，冷えを予防するための生活の知恵や改善できそうな点を伝えていく．肩や背中を温めるために，絞っ

たタオルをジップロックに入れて電子レンジで温める，ホットパックの作り方を伝えたり，身体を冷やさないように生野菜のサラダではなく，根菜などを中心に火を通したものを摂るようにするなど，「生活の知恵」ともいうべきことを伝えていく．妊婦は1日の生活のスケジュールや家族の状況などを伝えつつ，どうしたら生活を立て直し，自分の身体をより健康的なものにできるかを学ぶ．

妊婦に「夏でも"首"がつく部位を温められるような服を着る」「1日2時間くらい歩く」「目を使わないようにする」「油や砂糖を控えた食事をする」「夜9時頃には寝る」など，気軽に実践してみるにはハードルが高いと思われることでも，身体の状態を整えるために生活の改善を求めていく．日頃の生活とのギャップに，そこまで生活を変えなければいけないのか，と半信半疑の妊婦に対しても，無事に出産をするためと少しずつ生活改善を試みるよう促す．その際に，画一的に生活改善を求めるのではなく，妊婦の生活に合わせて変えられるところから変え，整えるべきところから整えていく．テーラーメイドな生活改善プログラムになっているから，妊婦もその助言を受け入れやすく，生活に取り入れやすい．

妊婦が少しずつ生活改善に取り組んでいくと，次の妊婦健診の際に，足先の冷えが改善している，とか，お腹が少し温かくなったね，と褒められる．助産師がふれてわかるのであれば，妊婦も自らの身体の状態がおそらく改善されてきているのだろうと考えるようになり，生活を立て直す重要性を理解していく．

妊娠期に生活を改善することは，産後の生活のあり方にもつながっていく．例えば，初めての子どもが生まれると，大人だけで過ごしていたそれまでの生活のスピードやリズムを保ち続けることは難しい．予定を立てて思い通りに行動することができていた大人中心の生活から，思い通りにならないことが頻発する子ども中心の生活になっていく．慣れない育児や頻回の授乳による睡眠不足などの産後特有の大変さに加え，生活習慣の変化にも対応しなければならない．しかし，妊娠期から生活を変え，短い時間でも昼寝をしたり，夜は早寝する習慣ができていたり，栄養バランスのとれた自炊中心の食生活を送ったりするなど，そうした生活をする段取りが整っていれば，産

後も同様の生活リズムを継続しやすく，生活そのものはさほど大きく変化しない．

　一般的に，生活習慣に関して行動変容させることは難しいといわれている．運動したほうが身体によいという知識はもっていても，なかなか運動を継続できないことや，食生活を見直すことの難しさがそれを示している．しかし，助産所では妊婦健診などの関わりによって，生活改善や健康管理の意識向上が促され，実践されていく．こうした一連の生活習慣の変化は，妊娠・出産を自然なこととととらえ，日常に限りなく近いところで取り扱っているからこそ行いやすい，助産所の 1 つの特徴だといえる．

妊産婦に寄り添う

　助産師の英語表記である midwife の語源は「女性に寄り添う人」を意味している．実際に助産師は妊娠期から分娩時，産後，と妊産婦に継続して関わっていく．開業助産師の矢島は産婦に寄り添う 3 原則として，「① 1 人にしない」「② いつも体のどこかにふれている」「③ 産婦のすべてを受け入れる（否定しない）」をあげ，寄り添い続けていくことで，よりいっそう産婦はお産を感じることができるようになるのではないか，と指摘している（p.29 参照）[5]．

　「寄り添う」ことについては，さまざまな臨床研究が実施され，産婦や児にとって多様な効果をもたらすことが知られている．2016 年に Sandall らにより実施されたコクランレビューでは，助産師主導による妊娠期からの継続ケアは，自然な経腟分娩の増加や，器械分娩や硬膜外麻酔，会陰切開などの医療介入の減少につながることが統計学的に示され，産婦の分娩の満足度が高くなる可能性も示唆された[6]．分娩時にも産婦のそばにいて，身体にふれることで不安を和らげるなど，産婦を助けることができることも明らかにされている．Bohren らが 2017 年に報告したコクランレビューでは，継続ケアやドゥーラサポートのように，分娩時の 1 対 1 の産婦への継続的なサポートは，自然な経腟分娩を増加させ，分娩所要時間の短縮や，出産の満足度を高めることが報告されている．また，帝王切開や器械分娩，産科麻酔の使用を減少

させることも明らかにされている[7].

　このように，妊娠期や分娩時に助産師が産婦に寄り添い，関わっていくことの効果は科学的に最もパワフルな方法で実証されているものの，その作用機序については十分に解明されていない．そもそも，「寄り添う」とはどういうことなのだろうか．単に妊産婦の近くに信頼できる人が座っているだけで，分娩の転帰が改善するわけではないだろう．そこで専門職として何かをするから効果が生じていると考えるのが自然である．それは必ずしも積極的に介入することを示しているわけではない．今後，分娩時に助産師が産婦のそばにいて，行っていることが解明されていくことで，その機序がより明らかになっていくのではないだろうか．

　開業助産師に聞き取りを行った質的研究では，助産師は産婦に寄り添い，心身の変化をくまなく観察することで，分娩の進行状況を予測していることが報告されている．その観察点は，児心音の聴取部位や痛みの部位[8]，分泌物や呼吸[9,10]，間歇時の眠り[11]，努責や肛門抵抗[12,13]といったことに加え，産婦の筋肉の張り[14]や汗のかき方[15]など実にさまざまであることが知られている．分娩中に産婦がトイレから出てきた際のスリッパの脱ぎ方まで観察の対象となっているという．例えば，スリッパをきちんとそろえて出てきたら，まだ理性が十分に働き，余裕があるので子宮口全開大になるまでもう少し時間がかかる，と判断する材料となる．一方で，スリッパの脱ぎ方に気を配る余裕もなく出てきたら，そろそろ子宮口が全開大するかなと考える[16]．助産師は，こうした一見，分娩に関係のなさそうな行動も含めて，綿密な観察を行い，それにより得られた情報を解剖学や生理学といった科学的な知識と，これまでの経験やその妊産婦の経過などと照らし合わせ，総合的に判断を下していることがうかがわれる．産婦に生じるこうした変化に基づいて分娩進行状態の判断を行うことは，助産所に限らず医療機関の助産師も同様に実施していることが報告されている[17]．

　妊娠期からの継続的な妊産婦への関わりや，分娩時にも継続して関わることは助産所では一般的に行われていることである[18]．助産所は代表となる助産師を中心に少数の助産師と調理担当などの職員で運営されていることが多く，助産師が妊産婦に継続して関わりやすい仕組みがつくられている．同じ

助産師が妊婦健診などで時間を重ねることで，妊産婦と助産師の関係性が構築されていく．1人の妊産婦の経過を常に観察し続けているから，妊産婦に何か変化が生じた際に「少し前の状態とは違う」と気づきやすくなる．助産師は妊産婦に継続的に関わり，自然な妊娠や分娩の経過を数多く経験することで，妊娠や分娩の生理学的な流れに詳しくなっていく．こうした経験を何十，何百と積み重ねていくからこそ，科学的な知識に加えて，助産師としての観察眼やワザ，知恵が磨かれているのではないだろうか．

（竹原 健二）

【文　献】

1) 野口真貴子：女性に肯定される助産所出産体験と知覚知．日本助産学会誌．15 (2)，p.7-14，2002.

2) 長谷川文，村上明美：出産する女性が満足できるお産―助産院の出産体験ノートからの分析―．母性衛生．45 (4)，p.489-495，2005.

3) 日本助産師会助産業務ガイドライン改訂検討特別委員会編・監：助産業務ガイドライン2019．日本助産師会出版，2019．
http://www.midwife.or.jp/pdf/guideline/guideline2019_200214.pdf.(2021年1月14日閲覧)

4) 水主川純，定月みゆき，兼重昌雄，他：助産所からの母体搬送症例64例に関する検討．日本周産期・新生児医学会雑誌．45 (4)，p.1339-1344，2009.

5) 矢島床子，三井ひろみ：フィーリング・バース―心と体で感じるお産―．バジリコ，2007.

6) Sandall J, Soltani H, Gates S, et al.：Midwife-led continuity models versus other models of care for childbearing women. The Cochrane Database of Systematic Reviews. 4, CD004667, 2016.

7) Bohren MA, Hofmeyr GJ, Sakala C, et al.：Continuous support for women during childbirth. The Cochrane Database of Systematic Reviews. 7, CD003766, 2017.

8) 田山美穂，岡潤子，井冨由佳，竹原健二：優れた SBA (Skilled Birth Attendant，熟練した分娩介助者) 日本の助産師の経験知を調査する 助産師がいう"お産が進む"とは何か？ 開業助産師48名を対象にした聞き取り調査から (第2回) 今回の着目点 児心音聴取部位の変化．ペリネイタルケア．33 (11)，p.1138-1139，2014.

9) 田山美穂，岡潤子，井冨由佳，竹原健二：優れた SBA (Skilled Birth Attendant，熟練した分娩介助者) 日本の助産師の経験知を調査する 助産師がいう"お産が進む"とは何か？ 開業助産師48名を対象にした聞き取り調査から (第6回) 今回の着目点 呼吸．ペリネイタルケア．34 (3)，p.322-323，2015.

10) 岡潤子，井冨由佳，田山美穂，竹原健二：優れた SBA (Skilled Birth Attendant，熟練した分娩介助者) 日本の助産師の経験知を調査する 助産師がいう"お産が進む"とは何か？ 開業助産師48名を対象にした聞き取り調査から (第4回) 今回の着目点 分泌物．ペリネイタルケア．34 (1)，p.105-107，2015.

11) 岡潤子，井冨由佳，田山美穂，竹原健二：優れた SBA (Skilled Birth Attendant，熟練した分娩介助者) 日本の助産師の経験知を調査する 助産師がいう"お産が進む"とは何か？ 開業助産師48名を対象にした聞き取り調査から (第10回) 今回の着目点 間歇時の眠り．ペリネイタルケア．34 (7)，p.712-714，2015.

12) 岡潤子，井冨由佳，田山美穂，竹原健二：優れた SBA (Skilled Birth Attendant，熟練した分娩介助者) 日本の助産師の経験知を調査する 助産師がいう"お産が進む"とは何か？ 開業助産師48名を対象にした聞き取り調査から (第12回) 今回の着目点 会陰・肛門部に当てた手への抵抗感．ペリネイタルケア．34 (9)，p.916-918，2015.

13) 井冨由佳, 田山美穂, 岡潤子, 竹原健二：優れた SBA（Skilled Birth Attendant, 熟練した分娩介助者）日本の助産師の経験知を調査する　助産師がいう"お産が進む"とは何か？　開業助産師 48 名を対象にした聞き取り調査から（第 5 回）今回の着目点　努責感．ペリネイタルケア．34（2）, p.210-212, 2015.

14) 田山美穂, 岡潤子, 井冨由佳, 竹原健二：優れた SBA（Skilled Birth Attendant, 熟練した分娩介助者）日本の助産師の経験知を調査する　助産師がいう"お産が進む"とは何か？　開業助産師 48 名を対象にした聞き取り調査から（第 14 回）今回の着目点　筋肉の張り．ペリネイタルケア．34（11）, p.1099-1101, 2015.

15) 田山美穂, 岡潤子, 井冨由佳, 竹原健二：優れた SBA（Skilled Birth Attendant, 熟練した分娩介助者）日本の助産師の経験知を調査する　助産師がいう"お産が進む"とは何か？　開業助産師 48 名を対象にした聞き取り調査から（第 9 回）今回の着目点　発汗．ペリネイタルケア．34（6）, p.631-633, 2015.

16) 竹原健二, 井冨由佳, 田山美穂, 他：優れた SBA（Skilled Birth Attendant, 熟練した分娩介助者）日本の助産師の経験知を調査する　助産師がいう"お産が進む"とは何か？　開業助産師 48 名を対象にした聞き取り調査から（第 16 回）今回の着目点　その他．ペリネイタルケア．35（1）, p.93-95, 2016.

17) 渡邉竹美, 遠藤俊子：助産師が行う非侵襲的観察による分娩進行に関する判断．母性衛生．51（2）, p.473-481, 2010.

18) 清水かおり, 片岡弥恵子, 江藤宏美, 他：エビデンスに基づく助産ケアガイドライン；病院, 診療所, 助産所における分娩第 1 期ケア方針の調査．日本助産学会誌．27（2）, p.267-278, 2013.

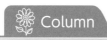

永遠に続く産む性を支える

生命の長い歴史と助産

　私は小さい頃から畑で矢じりを拾い，縄文時代を空想して育った．縄文時代の女性も不安や痛みの中で子どもを産み，育て，命が今につながっている．そのことを想像すると，今でもワクワクする．お産の現場でも，その一瞬だけでなく長い生命のつながりがあることを思いながら助産を続けてきた．「産む」ということは長い人生の中で一瞬の出来事ではあるが，母としての人生が始まる瞬間である．

　これまでの経験から，本能のままお産をすることは，誰からも制限されることなく思い切り出産を体験し，自分自身を出し切ることで産む喜びを感じられるのではないかと考えてきた．長い歴史でつながってきた生命，女の産む性，そして母になる喜びの性を支えるにはどんな関わりが必要なのか．私は開業してから Feeling birth─産むことを感じるお産─を提唱し，産む性に寄り添う助産を続けてきた．

Feeling birth

① **1人にしない**：常にそばに寄り添い，産婦を安心させる．安心することで産むことに集中し，自身のもつ力を引き出すことができる．
② **いつも体のどこかにふれている**：出産中は呼吸に合わせ優しくさする．ふれることで助産師と産婦の距離が近くなり，互いに心を開きながら信頼関係を築くことができる．
③ **産婦のすべてを受け入れる（否定しない）**：痛みから出る声，涙，吐物，尿，便……．心の奥底にあった感情も含めすべてを吐き出し動物となる．助産師が女性から溢れるすべてを受け止めることで，自分をセーブせずに産婦自身の力を最大限に発揮できる．

　助産師がこの3原則を大切にしながら産婦に関わることで，産婦は本能を出し切ることができ，そのことが自分で産んだという快感と達成感を得られる体験へつながるのではないかと考える．助産師は，管理するだけではなく，女性に寄り添い，女性たちにとって母のように安心できる存在になることが助産の本質なのではないだろうか．

　何千年も続いてきた女の性．私たち助産師は永遠に続く性を支え続ける存在でありたい．そして，力強い生命の誕生の現場を伝え続けていくべきだと思う．

（矢島　床子）

第4章

病院での助産の本質

病院と助産師

　ある病院勤務の助産師が助産所で出産した．自らは病院で働く助産師に，なぜ助産所でお産をしようと思ったのかを聞いた．

　「信頼できる助産師さんがいれば，それ以外は必要ないと思って．病院では，お産する人は，たくさんの分娩進行者の1人としてみられるだけ．それより，一対一でみてほしい．それと，赤ちゃんを新生児室に預けたくなかった．病院だと新生児室に預けられてしまうから．自分が産んだ赤ちゃんが泣いたら，すぐ抱っこしてあげたかった．病院だと，新生児室にいる赤ちゃんは泣いてもすぐ抱っこしてもらえない．検温のときなどは忙しくて，抱っこすることは後回しになるし……」

　彼女は，年間1,000件近い分娩を取り扱う病院で働く助産師である．この語りは，助産師が病院で働くということを物語ってはいないか．

　この章では，出産場所の変遷，女性と助産師を取り巻く現状，病院の現状などから，病院で助産師が働くこととはどういうことかを概観する．そこからみえてくる助産の本質について検討したい．

出産場所の変遷

　2018年の日本の年間出生数は918,400人であり，前年より27,746人少ない[1]．第1次ベビーブーム期（1947～49年）の年間出生数約270万人と比べると約3分の1に減少し，少子化が進んでいる．

　出産の場を見ると，1950年にはほとんどが自宅であったが，1950年代半ばになると施設（病院・診療所・助産所）が増加し，1960年代には自宅出産と施設出産が半数ずつとなり，1970年代には99％が施設へと移行する（図

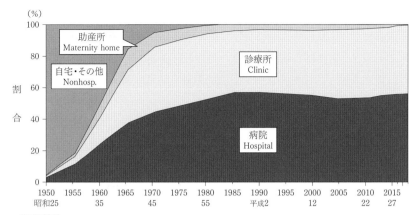

図 4-1　出生の場所別，出生割合 1950（昭和 25）〜2018（平成 30）年
（出典）母子衛生研究会：母子保健の主なる統計. p.48, 母子保健事業団, 2020.

4-1）．急速に施設化が進んだ要因としては，戦後の連合国軍総司令部（GHQ）の指導による医療制度改革の影響が大きいが，それだけではなく都市化，核家族化，医療技術の進歩，個人の志向性など，いくつかの時代背景も影響したといえる[2,3]．

　2018 年には，病院での出産が 55.1%，診療所が 44.3%，助産所が 0.5%，自宅・その他 0.1% となっている[4]．

■ 助産師が働く場所の変化

　出産の場の施設への移行で，助産師の働く場所も地域から病院や診療所へと変化した．

　2018 年の就業助産師数は 36,911 人であり，近年やや増加傾向にある．就業場所は，病院が全体の 62.9% を占め，診療所は 22.1%，助産所は 5.7%，その他 9.4% である[5]．助産師の約 85% は病院または診療所で働いている．

　2018 年の出産は病院が約 5 割，診療所約 4 割で行われているのに対して，病院または診療所で働く助産師の約 7 割が病院，約 3 割は診療所と偏在している．

■病　院

病院とは，医療法では医業を行うための場所であり，20床以上の病床を有するものとされ，診療所と区別されている．分娩を担う病院はその機能により，周産期母子医療センター（総合・地域）とそれ以外の病院（一般病院）に分けられる．

周産期母子医療センター

1996年以降，国は「地域において妊娠，出産から新生児に至る高度専門的な医療を効果的に提供する，総合的な周産期医療体制を整備し，安心して子どもを生み育てることができる環境づくりの推進を図ることを目的」[6]に周産期医療対策事業を行ってきた．この事業では都道府県が実施主体となり，分娩施設の集約化や機能的役割分担が図られた．全国に総合周産期母子医療センター108施設，地域周産期母子医療センター298施設が配置され（2018年4月1日現在），一般の産科分娩施設との連携が進められている[7]．総合周産期母子医療センターは，高度な医療を行う．母体・胎児集中治療管理室（MFICU）を含む産科病棟や新生児集中治療室（NICU）を有し，常時母体・新生児の搬送受け入れ体制がある．地域周産期母子医療センターは，比較的高度な医療を行い，産科，小児科（新生児医療を担当する）を有する．

日本産婦人科医会施設情報調査では，2018年の病院で取り扱われた分娩件数は周産期母子医療センター（総合・地域）で約24万件，それ以外の病院で約26万件と報告されている[8]．帝王切開率は一般病院で25.8％と増加傾向にあり[9]，周産期母子医療センターにおいては40％を超えるところもある．

周産期母子医療センターであっても，里帰り分娩を含む正常分娩の妊産婦も受け入れているのが現状である．周産期母子医療センター以外の病院においては，主にローリスクの妊産婦を受け入れているが，ハイリスクの妊産婦も在院している．

混合病棟

日本看護協会の2016年度の調査では，病院の77.4％が産科と他科の患者が病棟に混在する産科混合病棟であった．産科単科と混合病棟の割合を施設機能別に見ると，産科単科の割合が多いのは総合周産期母子医療センターで68.2％，地域周産期母子医療センター28.1％，一般病院で10.7％である．

ローリスクの妊産婦を対象とする一般病院において混合病棟が多い現状がある．助産師は混合病棟の約 43.7％で産科と他科患者を同時に受けもっているという実態があった[10]．分娩件数の減少により，今後も産科混合病棟は増えると予測される．

院内助産・助産師外来

　産科医師不足，分娩施設の減少と妊産婦の多様なニーズを背景に，その対応と「快適な妊娠・出産の確保」を目的として，2008 年より厚生労働省は助産師外来推進のための事業を開始する．2016 年度の日本看護協会の病院を対象にした調査では，院内助産を実施している施設は 12.7％，助産師外来は57.7％となっている[11]．

　日本看護協会の『院内助産・助産師外来ガイドライン 2018』によると，院内助産とは「緊急時の対応が可能な医療機関において，助産師が妊産褥婦とその家族の意向を尊重しながら，妊娠から産褥 1 ヵ月頃まで，正常・異常の判断を行い，助産ケアを提供する体制をいう」，助産師外来とは「緊急時の対応が可能な医療機関において，助産師が産科医師と役割分担をし，妊産褥婦とその家族の意向を尊重しながら，健康診査や保健指導を行うことをいう」と定義される[11]．以前のガイドラインとは異なり，院内助産も助産師外来もケア対象の妊産褥婦をローリスクに限定せず，ハイリスク妊産婦にも助産師のケアが必要であることが示されている．妊娠期から分娩期・産褥期まで，助産師外来からの継続した支援や女性中心のケア，他職種との連携，医師と助産師の役割分担などが推奨される．病院の勤務体制の中で継続して妊産婦のケアを行うためには，少数の助産師がチームで妊産婦を担当することや病棟と外来一元化体制の導入など体制整備の必要性も述べられている[11,12]．「少数の助産師のチーム」は，決して「一対一」，ではないのだが．

一般病院で助産師が働くことの実際
—筆者の経験から—

　筆者が 2006 年から助産師として最初に働いた職場は，開院して半年の中規模病院の産科病棟であった．「院内助産」ではないものの，アクティブバースを取り入れ，正常分娩は助産師が中心となって，産婦の自然な生理学的プ

ロセスをサポートする助産ケアを行うことを特徴としていた．母子の健康状態がよければ，自然な経過を待つことを基本としており，WHO の勧告を大事にしてルーティンでの会陰切開や抗菌薬の投与は行っておらず，陣痛促進剤の使用などの医療介入も少なかった．立ち会いは，夫に限らず，産婦が側にいて安心できる人で感染症がない人，小さい子どもはその子の世話をする大人がいれば可，としていた．出産直後より可能な限り母子を分離することはなく，母子同室，母乳育児を推奨していた．ハード面でも，分娩エリアは，畳の分娩室，和室の LDR，通常の分娩台のある分娩室，浴室とトイレを備えた広めの陣痛室があり，分娩室前の廊下は他の入院中の患者と会うことなく自由に動き回ることができ，産婦が心も体も自由に，リラックスして陣痛を乗り越え，分娩できるような配慮された出産環境であった．

　産科外来と病棟はつながっていたため行き来がしやすく，病棟担当であっても，初回妊婦健診時の面談や後期妊婦健診時のバースプランのすり合わせなどを行うことができた．このことは，病棟担当が多く妊娠期から継続して妊婦と関わることができない助産師にとっては，妊婦と顔見知りの関係性を築く貴重な機会を得やすくしていた．分娩件数が少ないうちは，妊産婦と関わることが可能だったが，数が増えてくると，個別に外来での面談を行うことも難しくなり，分娩時に初めて会うという状況も出てきたりするし，分娩も同時進行になると 1 人にじっくり関わることができない．夜間分娩進行者が 1 人の場合は，寄り添うことはできるが，その分病棟の授乳の介助などができなくなり，不全感も残った．

　その病院は周産期母子医療センターではなかったが，「断らない」という病院の理念のもと，助産所からの搬送や未受診の「飛び込み分娩」も数は多くないが，受けいれていた．切迫流早産，妊娠高血圧症候群の管理入院，10 代の若年妊娠，外国人など，助産師のケア対象者は，ローリスク妊産婦だけではなく，身体的・社会経済的ミドルリスク，ハイリスク妊産婦とさまざまだった．

　空床があれば女性病棟として他科の患者を受け入れて混合病棟ともなっていた．他科の患者を受け入れるにあたり，感染症がない，治療処置が少ない，ADL（日常生活動作）が自立などの受け入れ基準を決めていても，実際には

例外もある．治療や処置は少なくても食事介助が必要な寝たきりの方のケアや婦人科の終末期の方の痛みの緩和，終末期ケアを行うこともあった．日勤では他科の患者は主に看護師が受けもつが，夜勤では勤務者が2人しかいないため（2交代制の2人夜勤），一勤務帯で命の誕生を迎え入れ「おめでとうございます」と言い，一方でお見送りをすることも経験した．分娩が重なるときなどはオンコール待機の助産師を呼びだすか，他病棟のスタッフもしくは管理当直の師長に応援を頼むことができる体制にはなっていた．

　開院当初からアクティブバースを取り入れて出産環境に配慮してつくられ，自然なお産を行っている産科病棟は少ない．そのような貴重な環境にあっても，病院という組織の中では，妊娠期から継続して妊婦を受けもつことは体制上難しかったのである．結果として，申し送りやカンファレンスで情報を共有しケア方針を統一するなど，チームでケアをしていくことになり，「一対一」のケアを行うことは難しい．

助産師が病院で働くこと

医療組織の一員として働く

　病院の機能や規模などにより働き方は異なるが，病院の助産師は病院という組織の一員として医療の現場で他職種と協働するわけで，助産ケアを行うだけではなく，混合病棟では産科以外の患者を対象とした看護ケアも実施することになる．

　妊娠・出産は病気ではないが，病院は「病院」なのであるから，妊産婦は「患者」とみなされ医療の対象とならざるを得ない．妊娠・出産が自然な営みであり，人間の身体にはその生理的な仕組みが備わっていることは周知のとおりである．とはいえ，現代の医学を駆使しても100%的確にリスクを予測することは不可能で，時として，命の危険がある．そのため，医療モデルでは，妊娠・出産は「潜在的に病的な状態」であるから，当然のこととして「医療が介入すべき問題」とされるのである．科学が進歩した今日においても，妊娠・出産の仕組みのすべてが解明されていないのだ．分娩の7〜8割は正常な経過をたどるとはいえ，医療モデルで運営せざるを得ない病院での妊

娠・出産のほとんどは医療によって管理されることとなるのである．

■「医療モデル」の場

　助産師が病院で働くということは，ローリスクからハイリスクまで，すべての妊産褥婦への対応ができること，助産とは何か，助産師は何をする人かを考えながら，産婦が心身ともに一番よい状態で出産を迎え，育児ができるように，女性が必要とするサポートを行っていくことであろう．とはいえ，「医療モデル」で妊娠・出産を扱う病院では，ハイリスク妊産褥婦へのケアはできるが，助産師の核となる「助産」，つまり，正常分娩における「医療モデル」とは異なる「助産モデル」の専門職としての自律した働き方には，困難が伴うことになる．院内助産であっても「緊急時の対応が可能な医療機関において」ということであれば，「医療モデル」での対応が求められる．

　助産師は，女性がベストな状態で出産を迎えられるように，妊娠期から継続して心身を整えていくサポートをする．女性は，自分自身の身体と向き合い，心身が整ってくる心地よさを感じることで，自分が産める身体であることに気づき，信じることができるようになり，主体性が高まってくる．その中でサポーターである助産師と女性の信頼関係は深まっていくのであり，この関係性こそ出産時の安心感につながる．女性の心身の健康状態は胎児の健康状態にも影響するから，女性の状態のよさはそのまま胎児にもよい影響を与える．しかし，病院という医療の現場では，外来でも病棟でも1人で多数の妊産褥婦を対象にしなければならず，勤務体制や業務内容の煩雑さなど，システム上の問題で妊娠期から産褥期まで継続して女性に寄り添い，信頼関係を築くことは困難であるのが現実である．

　結果として病院では，ハイリスク妊産婦や新生児への医療体制は進んでいるが，一部の院内助産・助産師外来の取り組みを除いては，ローリスクを中心とした妊産婦に対しては，妊娠・出産における人間の本能・自然な生理学的プロセスを生かす「助産モデル」とは，逆の方向に進んでいるように思われる．

　また，病院という非日常の空間は，見慣れない医療機器や医療職に囲まれて緊張を強いられる場でもある．スタッフの分娩室へ出入りする音，話し声，

モニターの音，助産師の問いかけなど大脳新皮質を刺激するような環境が，女性が本来もつ産む力・胎児の生まれる力を発揮することに適した環境であるとは言い難い．病院で生理学的なプロセスにしたがって出産に関わるホルモンをフルに働かせ出産することはその環境からも，難しいのであるから，何らかのリスクがあれば，なおさらのことであろう．

　出産に必要なオキシトシンやエンドルフィンなどのホルモンの分泌を司る部分は脳にあり，自律神経系の中枢も脳にある．ホルモンシステムをバランスよく働かせようと思っても意図的にはできないが，妊産婦が安心してリラックスした状態で，分娩に集中できるとその機能は発揮されてゆく．「本能的なお産」「女性がホルモンにより自分で産む」ためには，「分娩のプロセスには誰からも見られていないという感覚」「プライバシーの守られた環境」が重要であることを説いた産科医の Michel Odent が，「出産時の生理学的プロセスを妨げない環境」を病院で実現させ，報告していることは興味深い[13]．

　病院という組織のシステムの中では，自律した専門職として助産を実践できにくい環境にあることを述べてきた．元世界保健機関（WHO）ヨーロッパ地域事務局母子保健部長 Marsden Wagner は，その著書の中で「魚は水が見えない」と語る[14]．魚は自分たちが泳いでいる水を見ることができない．高度な医療介入を伴う医療化された出産しか経験したことがない出産介助者は，医療介入の存在があまりに当然のことになっていて，水の中を泳ぐ魚が水自体を意識することができないように，自分たちが行っている介入があたかも魚にとっての水のような当たり前の状況であるととらえてしまい，その介入が出産に大きな影響を与えていることがわからない，というのである[15]．これは出産介助者だけではなく，当事者である女性や新しい命を迎え入れるその家族にも通じることではあるまいか．私たちは皆，医療介入のある出産が，当たり前のようにとらえ始めているのである．

　とはいえ，病院では，他の医療施設や助産所から搬送され，心の準備もできないまま緊急帝王切開となった妊産婦や自分の思い描いていた通りの出産とならなかった妊産婦も来院する．彼女たちに対してこそ，手厚い助産師のケアが必要となることはいうまでもない．

病院での助産の本質とは何か

■ 本来の力を発揮できるようにサポートする

　産むのは女性であり，誰も代わることはできない．助産とは，「お産を助け」，本来備わっている「女性の産む力，赤ちゃんの生まれる力を生かす」ことである．すなわち，出産時に女性がもつ産む力，赤ちゃんの生まれる力が最大限に発揮されるように，その力を信じて女性に寄り添い，温かい安心できる環境を整え，支えることである．

　合併症を伴う妊産婦には，医療管理が必要であることはいうまでもないが，誘導・促進分娩，帝王切開であっても，自然分娩であっても，女性が命がけでお産をすること，母になることに変わりはない．それを支えることが助産なのだ．最終的には，次の世代へ健康な心身を受け渡す手伝いをすることこそが助産の仕事であろう．

　病院においては，リスクの有無にかかわらず医療管理となるため，分娩の生理学的プロセスを働かせて本能的に出産することが難しくなっていると述べた．助産の本質は構造的に発揮することが難しいのだ．ハイリスクの妊産婦にとってはなおのことである．そうであるなら，ハイリスク妊産婦が心身ともに少しでもよりよい状態で，胎児にとってもよりよい時期に出産できることが「女性の産む力，赤ちゃんの生まれる力を生かす」ことにつながる，と信じるところに助産モデルの病院への適応があるのだろう．そのことが出産の安全性を高めることになり，母子のリスクを軽減し，医療介入を最小限に抑えることになる．産婦の「自分で産んだ」という肯定的な体験につながりうるだろう．

　女性が「自分が産んだ」と達成感を感じて，「産んでよかった」「また産みたい」と思えるような肯定的な出産体験になるように，サポートすることこそが，一貫して助産モデルが女性に提供できることであると考える．「自分が産んだ」という体験は，その後の女性の核となり力になる．その豊かさを，どのような環境でも提供してゆく，という覚悟も，助産師には求められると思う．

■ 助産の本質を軸にする

　助産師として，いかなる場所で働こうとも助産の本質は変わらない．助産師が，助産の本質を自分の中に軸としてもっているか否かが重要である．「医療モデル」顕現の場である病院においても「助産モデル」を軸とする助産師として，矛盾を感じながらも諦めることなく，助産とは何か，女性に寄り添って母子とその家族にとっての最良の助産ケアとは何かを追求し改善し続けることが，病院で助産師として働くことの軸であってほしい．

（川上 桂子）

【文　献】

1）厚生労働省政策総括官（統計・情報政策，政策評価担当）編：平成 30 年人口動態統計，p.17，厚生労働統計協会，2020．
2）我部山キヨ子：出産の変遷．助産学講座 1 基礎助産学［1］助産学概論．我部山キヨ子，武谷雄二編，p.3，医学書院，2015．
3）杉立義一：お産の歴史―縄文時代から現代まで―，p.220，集英社，2002．
4）母子衛生研究会：母子保健の主なる統計．p.47，母子衛生研究会，2020．
5）厚生労働省：平成 30 年衛生行政報告例（就業医療関係者）の概況．p.3，2019．
　https://www.mhlw.go.jp/toukei/saikin/hw/eisei/18/dl/gaikyo.pdf（2020 年 4 月 8 日閲覧）
6）厚生労働省：周産期医療対策事業等実施要綱の一部改正について（平成 26 年 4 月 1 日）．
　https://www.mhlw.go.jp/web/t_doc?dataId=00tc1037&dataType=1&pageNo=1（2020 年 4 月 8 日閲覧）
7）井本寛子：周産期母子医療センター・病院．新版 助産師業務要覧 第 3 版 I 基礎編 2020 年版．福井トシ子編，p.129，日本看護協会出版会，2019．
8）木村正，中井章人，高橋尚人：周産期医療の医療計画の見直しに向けて．第 16 回医療計画の見直し等に関する検討会資料．2019．
　https://www.mhlw.go.jp/content/10800000/000571646.pdf（2020 年 4 月 8 日閲覧）
9）厚生労働省：平成 29 年（2017）医療施設（静態・動態）調査・病院報告の概況．2018．
　https://www.mhlw.go.jp/toukei/saikin/hw/iryosd/17/（2020 年 4 月 8 日閲覧）
10）日本看護協会：平成 28 年度分娩取扱施設におけるウィメンズヘルスケアと助産ケア提供状況等に関する実態調査報告書．p.150-151，2017．
11）日本看護協会：平成 29 年度 厚生労働省看護職員確保対策特別事業 院内助産・助産師外来ガイドライン 2018．
　https://www.nurse.or.jp/home/publication/pdf/guideline/innaijosan_2018.pdf（2020 年 4 月 8 日閲覧）
12）片岡弥恵子：助産外来・院内助産に関するヒヤリング調査からみえてきたもの．助産雑誌，72（8），p.583-587，医学書院，2018．
13）ミシェル・オダン：バース・リボーン―よみがえる出産―．佐藤由美子，きくちさかえ訳，現代書館，1991．
14）常盤洋子：出産体験の自己評価と産褥早期の産後うつ傾向の関連，日本助産学会誌，17（2），p.27-38，2003．
15）マースデン・ワーグナー：WHO 勧告にみる望ましい周産期ケアとその根拠．井上裕美，河合蘭訳，p.359-375，メディカ出版，2002．

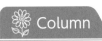

助産師の理念とその本質

揺らぐ　助産師の理念

　日本助産師会から「助産師のコア・コンピテンシー」が示されている．この実践能力は，助産師の理念である「生命の尊重」「自然性の尊重」「智の尊重」に基づいており，それは助産の本質ともいえる．しかし，助産師としての命題ともいえるこの理念が揺らぎ始めている．

　「生命の尊重」として，戦後の日本では，連続性を無視した，いわば「点だけの身体の安全性」を追求した．地域や家庭にあった妊娠・出産の場を医療の中に移行させ，管理することを「生命の尊重」と呼んできた．この時期に公衆衛生の改善もあり，妊産婦死亡率は世界でも有数の低さとなってゆくが，その矛盾も露呈してきたといえまいか．

　「自然性の尊重」を推進すると，自然がよいといえるのか，そもそも自然は安全といえるのか，自然信仰なのか，とメディアを通して批判されることも少なくない．「自然性の尊重」とはいい難い人為的な麻酔分娩は，その副作用で器械分娩になり，大きな裂傷を負い，長期間導尿が必要となるケースもあることは，知られることが少ない．

「生命の尊重」とは何か

　病院に行き医療にかかることで，安全と生命が尊重される，とはいえないことに気がつき，妊娠・出産に限らず，「自然」のもつ重要性を考え直さなければならないのではないのか．4年前，病院で終末期の自分の家族に毎日付き添っていたことがある．入院と同時に，安全のために歩行禁止，床上排泄，必要時抑制をする，と，病院側に言われた．悲しくて仕方がなかった．数日後，付き添う私の家族はぽつりと「医療者は命を粗末に扱っている」と私に言った．

　「生命の尊重」には，身体・精神・社会的安全性が含まれなければならない．その後育児をする母親にはなおさらのこと．そして「自然」は予測不能な恐怖でもありうるが，陣痛・出産を通して「自然」を体感し，他人に心から支えられて恐怖を乗り越えた経験は，母親となる人の生きる糧となる．その感覚を低下させる，もしくはなかったかのようにする産科麻酔の使用による影響を十分に考えなければならない．

　助産の本質は，助産師の理念を深く理解し，関わる意志をもち，対象を理解し，ふれ，母親になっていく人を支え，その過程をともに必死に，真剣に歩むこと以外にはない，と思うのである．　　　（松﨑 政代）

第5章

青ヶ島から考える
伝統的な出産介助者の役割

　人が生まれ，死ぬということは，太古より連綿と繰り返されてきた人間の根源的な営みである．中でも妊娠・出産は，女性の身体に生じる普遍的な出来事であり，出産の場には産婆と呼ばれる出産介助者の存在が不可欠であると考えられてきた．産婆の歴史が人類の歴史とともにあり，世界最古の職業といわれる所以である．

　一方で，妊娠・出産には，民俗や儀礼など，それぞれの地域におけるさまざまな文化的・社会的背景が強く反映するため，出産介助者の役割も文化的に考察することが重要だと思われる．

　民俗学 folklore とは，「世代をこえて伝えられる人々の集合的事象によって生活文化の歴史的展開を明らかにし，それを通して現代の生活文化を説明する学問」[1)]であり，日本においては柳田國男を中心に 1930 年代半ばに成立した学問分野である．

　後述するよう，日本民俗学は，他の分野に先んじて医療化が一般化する前の出産について着目し，妊娠・出産・育児に関する事柄を産育と呼んで，習俗や民俗事象に関する資料を数多く収集・蓄積してきた．出産介助者についても，その役割をめぐるさまざまな議論がなされている．本稿ではそれらを概観しつつ，民俗学者の立場から出産介助者の役割を検討することを目的とする．

出産介助者研究の潮流

　出産が研究テーマとして着目されるようになったのは，病院出産における過剰な医療介入問題が表面化した 1970 年代以降である．一方，1970 年代以前の日本における出産に関する研究には，人口学，医学史，民俗学の分野で

の研究蓄積がある．中でも日本民俗学は，昭和10（1935）年6月に恩賜財団愛育会の依頼を受けて柳田國男が中心となって実施した妊娠・出産・育児に関する全国的な民俗調査*1を先駆けとして，昭和30年代後半には産育に関する全国調査*2が実施され，それ以外にも地域ごとの記録や調査成果が各都道府県史や市町村史に多く報告されている．それらの報告からは，多くの民俗学者が出産介助者の呼称に着目し，その役割について考えていたことがうかがえる．

　現在，日本において出産介助者は助産師と呼ばれるが，かつては産婆と呼ばれ，各地方には産婆を意味するさまざまな方言があった．柳田の論文「産婆を意味する方言」[2)]に記載されている出産介助者の呼称を見ると，トリアゲババ（取り上げ婆），ヒキアゲババ（引き上げ婆），コトリババ（子取り婆），コナサセババ（子成させ婆），コズエババ（子据え婆）など，生まれたばかりの子どもをこの世に「取り上げ」たり，「引き上げ」ることによって人間の世界に仲間入りさせるという呪術的役割の意味をもつ形態と，産湯に浸からせるという意味のアライババ（洗い婆）や，臍帯を切り「運」を与えるという意味のフスアジ（臍婆），産婦の腰を後ろから抱き上げて支えるコシダキ（腰抱）など，出産の場で技術的な介助を行う形態とがあった．

　また，出産介助だけでなく，千里眼のようなシャーマニックな能力を用いて降霊や霊視，手当てや呪術による治療なども手がけたアイヌの産婆は，地域の人々に尊敬される存在であったという[3)]．

　大藤は，日本各地に伝承される多様な産婆の呼称や関わり方を踏まえて，産婆には2つのタイプが見られると指摘する．1つは「単に助産だけをする技術的なトリアゲで，生児との関係は無事出産とともに切れてしまうもの」であり，もう1つは「精神的なトリアゲといえるもので，生児と一生の間親

＊1　この成果は，同年10月に産育習俗に関する語彙をまとめた『産育習俗語彙』（柳田國男・橋浦泰雄著，恩賜財団愛育会，1935）として刊行され，その後，昭和11（1936）年から昭和14（1939）年にかけて補足調査と整理を行った成果が『日本産育習俗資料集成』（恩賜財団母子愛育会編，第一法規出版，1975）としてまとめられている．
＊2　この成果は『日本民俗地図V　出産・育児』（文化庁編，国土地理協会，1977）として刊行されている．

子の関係をもつもの」である[4]．そして後者には，助産の手助けや湯浴みなどの実質的な役を引き受けるだけでなく，生まれた子どもが青年期に入るまで，あるいは一生の間，取り上げ親としての親子の関係を維持するものであり，それこそが本来の「古風な産婆の役目」であったと推測している[5]．つまり，生まれた子どもと出産介助者である産婆との間には，擬制的親子関係[*3]が結ばれ，出産だけで終わらない生涯にわたる継続的な関係性が求められていたことがうかがわれる．

　その存在に多様な役割と意味づけがなされていた産婆であるが，明治 7（1874）年に制定された医制によって，その業務は正常分娩に限定され，薬剤や産科器具の使用も禁じられてしまう[6]．これを機に，それまで地域の出産介助を担ってきたトリアゲババなどの専門教育を受けていない無資格の伝統的産婆は「旧産婆」，西洋医学に基づいた産婆教育を受けて試験に合格した産婆は「新産婆」（あるいは「近代産婆」）として区別され，「新産婆」は近代医療の枠組みにおける出産介助の専門職として，活躍の場を広げていくのである．

　なお，新産婆（近代産婆）の登場によって新たに取り入れられたのが，分娩仰臥位に関する教育とそれに伴う会陰保護の実施であった[7]．仰臥位は，増大した子宮によって酸素の供給源である下大静脈が圧迫され，産道が重力に逆行することになるが，出産介助する者にとっては観察しやすく，会陰保護術は，それを行うことで会陰の裂傷を防ぎ，現代に至るまで医療を必要としない「正常産」を支える技術として認識されてきた．医療介入を行うことのできない新産婆（近代産婆）にとって会陰保護術は必須の専門技術とみなされていたようで，明治以降の出産介助者の評価基準の 1 つとして重視されていたことは，出産介助者の役割を考える上で留意すべきである[8]．

　ここで節を改めて，伊豆諸島の最南端に位置する東京都青ヶ島村で筆者が確認した，産婦と出産介助者の関係性が出産に及ぼす影響を示した興味深い

---

*3　「生物学的には親子にない人たちに社会的あるいは法的に親子関係あるいはそれと類似の関係を設定すること」と定義される（『事典家族』比較家族史学会編集，弘文堂，1996）．仲人親や名付け親など血縁関係によらない，機能別親子関係を意味する．

事例を通して，出産介助者の本来の役割を考えてみたい．

青ヶ島の事例にみる出産介助者の役割とその本質

青ヶ島村[9]は，東京から南へ約 360 km，最も近い八丈島からも約 70 km 離れ，人口は 163 人［男 96 人，女 67 人．令和 2（2020）年 7 月 1 日現在］と日本最小の自治体である．青ヶ島は，絶海の孤島という地理的環境にあって，近代医療の流入と受容が島民に長く阻まれ，月経中や産後女性に対する不浄観（ケガレ）により，タビゴヤと呼ばれる産屋が長く利用されてきた地域である．

数少ない先行研究に記された青ヶ島の出産では，出産介助者が産婦と児にふれず，女性たちが「1 人で子どもを産み」，介助者は出産中（場合によっては産後）に呼ばれていた[10]．つまり，青ヶ島の女性たちが，身体的には出産の場に医療的な技術を有する出産介助者を必要としていなかったにもかかわらず，出産あるいは産後の場において介助者が何らかの役割を担っていたことがうかがわれ，そのような出産のあり方が，産婦人科医が常駐し近代医療が導入された昭和 37（1962）年以降も続けられていたのである．

いかにして，出産介助者が「産婦と児にふれない」出産介助のあり方が可能となっていたのか．そのような出産を支えた出産介助者の役割とは何なのか．この問いを明らかにすべく，筆者は，昭和 8（1933）年から昭和 53（1978）年の間に，島内で出産した経験をもつ 60～90 代の女性 13 名と，出産経験はないが出産介助の経験をもつ 80～90 代の女性 2 名，合計 15 名の女性に対する聞き書き調査を実施した[*4]．

だが当初，島の女性たちに出産の様子や介助者の役割を尋ねても，「産むのは私，介助者は手出し口出しせずそばにいるだけ」と言うばかりであった．出産の場に立ち会った経験をもつ女性たちもまた，「お産の介助はしていな

---

*4　調査期間は，平成 18（2006）年 11 月～平成 27（2015）年 10 月．青ヶ島村と隣島の八丈町，島外に居住する青ヶ島出身の女性たちやその関係者に対し継続的に行ったフィールドワーク（電話などによる補足調査も含む）による．

い」「産婦にも赤ん坊にもふれず，励ましもしない」「何もしないのだから，説明できない」「見えない仕事」と言い，自らが出産介助をしてあげたという認識をもつ者はいなかった．中には，「お産が始まったら，産婦の集中を切らさないよう息を潜め，産屋に人が入ってこないように見張る」だけで，それ以外はお産の進行を静観するだけと断言する者もいた．実際に，ケガレが重んじられる青ヶ島では，出産介助者が産婦と新生児に決してふれることなく，取り上げも産後の処置も，すべて産婦 1 人で行っていたことが確認されている．

とはいえ，出産介助者はまったく何もしなかったわけではない．妊娠中には，妊婦の生活の様子や身体の状態に注意を払い，冷えに自覚的であることや，骨盤底筋力を強化する動きを奨励するなど，ときに徹底した厳しい指導を行うこともあった．これ以外にも，タビゴヤの清掃や，臍の緒を切断するのに用いるヘーダと呼ばれる薄い帯状の竹ベラ，手拭いやボロ布などの出産用品を準備するのも介助者の役割であった．これらは，産婦ができる限り平常心で出産に集中して臨めるように，との配慮に基づいている．

そして，いざ出産が始まると，産婦の食事や湯茶の用意，囲炉裏の火や湿度の調整，産屋内の換気など身の回りの世話をするのである．興味深いのは，その際にお産の流れを断ち切らないよう，介助者は自らの気配を消し，言葉を介さず妊産婦が欲していることを察知し，先回りして対処したという点である．そうすることで，多くの産婦が滞りなく無事に出産を終えていたといい，実際に筆者が聞いたところによると，出産で産婦が死亡した事例は，出産直前に牛に腹を蹴られたなどの外的な要因による 2 例だけで，産褥熱で死亡した産婦もいなかったという．では，いかにしてこのような出産が可能となったのか．それを明らかにすべく青ヶ島の社会背景を確認してみよう．

■ 介助者の直接接触を伴わない出産を可能にした背景

実は，伊豆諸島は女性の成人儀礼を盛大に行っていた地域として知られており，八丈島や青ヶ島では，昭和 40 年代前半まで，少女が初潮を迎えるとハツタビ（初他火）と称して，タビゴヤと呼ばれる月経小屋兼産屋にこもる風習があった．その際，ハツタビを迎えた女性には，トギ（伽）と呼ばれる

2人の女性が付き添い，一緒に泊まり込んでタビゴヤにこもるのである．そのうちの1人はボウトギ（大伽）と呼ばれ，この少女の誕生時[*5]に擬制的親子関係を結んだ仮親であり，生涯にわたる後見人である．ボウトギは，この少女（つまり仮子）が出産するときにコウマテオヤ（子産手親）と名称が変わり，出産介助の役割を担うのだ[*6]．狭い島なので，コウマテオヤとは何かしらの姻戚関係にあるのだが，たいてい少女の母親より少し年上の女性が任命されていたようである．注目すべきは，任命に際し，コウマテオヤ自身の出産経験の有無は問われなかったということだ．

ハツタビのタビゴヤで，少女はボウトギから「おなごのつとめ」として，礼儀作法や起居動作に始まり，島の歴史や集落内の決まり，月経の手当方法，出産時のタビゴヤの使用法，避妊・中絶方法，妊娠中の性生活など，島の女として生きていく上での知識や知恵を教わる．ハツタビを終えると，毎月月経のたびにタビゴヤに行くようになるが，その間家族から離れ，タビゴヤに滞在する他の女性たちとともに煮炊きをして数日を過ごしたという．

タビゴヤで月経中や産後を過ごすことについて，先行研究はケガレを集落にもたらさないための隔離措置と説明してきたが，実際には，日頃の厳しい労働や家族の世話から解放されて身体を休める機会となり，時には世代間の交流の場ともなっていたようである．また，タビゴヤは月経小屋と産屋を兼用していたため，出産未経験の女性にとっては出産時の様子や分娩姿勢，産後の養生法などを実際に見聞きする好機となっていたことがうかがわれる．

このような社会背景を踏まえて女性たちの話に再度耳を傾けると，青ヶ島では出産が日常生活の延長に位置づけられ，食事や排泄と同じくらい日常的な出来事で「あまりにも当たり前の行為」と認識されていたからこそ，出産に対する否定的な印象や，痛みに対する恐怖感を抱く者がいなかったと考えられる．さらにそのような認識が，医療資源に頼ることができない絶海の孤島だから，というよりも，医療や介助者に頼らずとも「1人で子どもを産む」

---

*5　生まれた子どもが女児の場合，生後45日目に行われる披露目の祝いの場で，その子の仮親となるボウトギが決められる．
*6　もう1人の付き添いはソバトギ（側伽）と呼ばれる，ハツタビの女性よりも年下の初経前の少女．ハツタビでの使い走りを担った．

ための知識と，それを可能にする身体性に基づいた自信を青ヶ島の女性たち
が暗黙のうちに有していたからこそ，介助者の直接接触を伴わない出産が可
能となっていたといえるだろう．

■ 出産介助者の役割

　これまで述べてきた青ヶ島の事例からわかる出産介助者の役割は，およそ
次に述べる 2 点に集約されよう．

　まず 1 点目は，出産介助者が，仮親として産婦の誕生時からの一連の成長
に寄り添って継続的な関わりをもつことが，「産婦と児にふれない」出産介助
の在り方を可能にしたことである．出産介助者は，産婦が出産を迎えるまで
の間に出産に関する知識や知恵を折にふれて教示し，妊娠期には徹底して心
身の調整を促すという役割を担っていた．しかし，いざ出産を迎えると，コ
ウマテオヤからの働きかけや助言を控え，産婦に産む覚悟をもたせつつ，産
婦の意に沿う後方支援を行うのである．

　出産介助者は環境整備を行うだけでなく，出産の進行状況を見極めること
もその重要な役割であったが，その際，出産介助者に求められる最も重要な
能力は観察力，すなわち，相手の思いや動きが自分のことのようにわかるよ
うになることであった．1 人の女性の一連の成長に寄り添った継続的な関係
性が介助者自身の人間的成長をもたらすと同時に，産む女性は自らの力を信
じて出産に臨み，出産に集中することで産む力が引き出され，結果として，
介助者が「産婦と児にふれない」出産介助の在り方を可能にしたのである．

　2 点目として，青ヶ島の女性たちは，産婦が出産に集中するための環境整
備を出産介助者の役割と認識し，介助者に任じられた者（仮親）がこれを実
践していたことである．出産介助者は，産婦が出産に集中するために必要不
可欠な存在であり，産婦の不安や欲していることを察知し，言葉を介さず対
応し，出産の進行を阻害する要因を排除するなどの後方支援を行うことで，
結果として，産婦に強い自信と気概を備えさせ，自分を信じて，すべてを受
け入れてくれる介助者の存在を身近に感じながら安心して出産に臨むこと
で，介助者が産婦と児にふれない出産を可能にしていたと考える．

　なお，このような出産が可能となったのは，産婦の幼少期から長い年月を

かけて築き上げた互いの信頼関係と，産婦が滞りなく出産を終えるための身体技法や知識・知恵の教示など，出産介助者によって綿密に施された産婦に対する配慮によってもたらされた結果であることはいうまでもない．つまり，実際には産婦が「1人で子どもを産む」という表現は適切ではなく，産婦自身が「1人で子どもを産んだと思える」ような介助を提供することこそが，「見えない仕事」と称される出産介助者の本質的な役割といえるのではないだろうか．

（松本 亜紀）

【文 献】

1) 福田アジオ：民俗学．精選日本民俗辞典．福田アジオ，新谷尚紀，湯川洋司，神田より子，中込睦子，渡邊欣雄編，p.527，吉川弘文館，2006.
2) 柳田國男：産婆を意味する方言．民族，3 (1)，1927.（同：定本柳田國男集第15巻．p.401-404，筑摩書房，1969.所収)
3) 青木愛子，長井博：アイヌお産ばあちゃんのウパシクマ―伝承の知恵の記録―．樹心社，1998.
4) 大藤ゆき：児やらい．p.57，岩崎美術社，1968.
5) 同前，p.54-59.
6) 西川麦子：ある近代産婆の物語―能登・竹島みいの語りより―．p.62，桂書房，1997.
7) 進純郎編著：助産師必携 会陰保護技術．p.3, 9，メディカ出版，2005.
8) 安井眞奈美：出産環境の民俗学．p.66-67，昭和堂，2013.
9) 青ヶ島村総務課：広報 あおがしま．360，2020.
   http://www.vill.aogashima.tokyo.jp/press/koho2007.pdf（2020年7月23日閲覧）
10) 青ヶ島村教育委員会編：青ヶ島の生活と文化．p.588，青ヶ島村役場，1984.

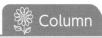

助産師から養護教諭へ

　助産師を経て養護教諭となり16年，揺れる思春期の子どもたちに接してきた．助産師から養護教諭へのキャリアチェンジは珍しいようで，理由を問われることも多いが，保健室という空間で子どもの成長過程を見ていくことは助産と共通している点があると思う．それは「待つこと」であり，また「寄り添うこと」ではあるまいか．分娩は胎児の生まれ来る力を信じて待つことが必要であり，思春期の子どもたちにもまた，自己の荒れる心と身体の変化を受け入れる力を信じて待つことが必要とされる．そのとき，そのときは難しいところがいくつもあるかもしれないが，寄り添いながら，乗り越えられることを信じ，手を出し過ぎずに待つ．これは分娩のプロセスにおいても，子どもの成長過程においても大切なことである．

　思春期の子どもたちがおかれている現状に関わった養護教諭の視点から助産の本質について考えてみたい．

思春期のクライシス

①自殺

　「先生，バイバイ」と笑顔で去った数分後，警察より「駅のホームから飛び込みました」と連絡が入る．毎日のように「先生，また切っちゃった」と，まるで勲章でも見せるようにリストカット痕を見せてくる生徒．手当てをしながら耳を傾けると，自殺企図はよくないことだ，という認識をもちながらもどうしようもない心の苦しさが聞こえてくる．

　日本の総自殺者数は減少傾向にあるが，10代の自殺者数は毎年600人前後で推移し，減少傾向を示していない．警視庁による令和元年中の自殺の状況によると10代の自殺者は659人と全体の3.3％を占めている．自殺の原因・動機は，小学生では男女とも「家族からのしつけ・叱責」「親子関係の不和」だが，中学高校生では男女で異なり，男子中学生は「学業不振」，女子中学生は「親子関係の不和」，男子高校生は「学業不振」，女子高校生は「うつ病」となっている．自殺の手段は飛び降りや飛び込みなど突発的な手段が多く[1]，10代の自殺の特徴となっている．

　冒頭で対応した駅のホームから飛び込んだケースは，高校2年生の女子生徒で，双極性障害で投薬治療を受けており，うつ状態のときの

出来事であった．未遂で終わったが，その後も橋から飛び降りるなど自殺企図が続き，入院治療となった．リストカットを勲章のように見せるのは高校 1 年生の女子生徒であったが，リストカットは小学 3 年生から始めているといい，両腕・両足はすでに痕だらけであった．原因には母親からの学業不振による心理的虐待があったようだ．保健室は，日に何度もカットをする彼女の手当ての場所であると同時に，彼女の居場所でもあった．スクールカウンセラーと連携し，リストカットをする衝動を記録し，衝動があるときは赤いマジックペンで腕に線をつける，という予防策もとってみた．ゆっくり時間をかけて，カッターからマジックペンに持ち替え，彼女自身がマジックペンで線を引けるまで，待ち，寄り添った．この予防策に効果があったといえるのかわからないが，少しずつリストカットは止まり，無事に卒業を迎えた．現在，彼女は 2 児の母親となり，育児に奮闘していると聞く．

②貧困・虐待

　2016（平成 28）年の国民生活基礎調査では，子どもの貧困率は 13.9％，17 歳以下の子どもの約 7 人に 1 人が経済的に困難な状況にある[2]．子どもへの虐待件数は 2018 年度の児童相談所における児童虐待相談対応数が 15 万件を超え，増加の一途をたどっている．虐待の内容では，心理的虐待が 88,389 件で全体の 55.3％を占め，次いで身体的虐待が 40,256 件（25.2％），ネグレクトが 29,474 件（18.4％），性的虐待が 1,731 件（1.1％）となっている[3]．養護教諭は健康診断やけがの処置を通して，子どもの身体を観察する機会が多く，虐待も発見しやすい立場にある．

　ある中学 1 年生の男子生徒は，健康診断にて，全歯がう歯，と診断され，家庭訪問をした際にネグレクトが判明した．ひとり親家庭で義兄弟が 5 人いる貧困家庭である．また，小学 2 年生の女児は左胸の痛みを訴えて来室した．処置のため体操服を捲ると左乳房に歯型がついており，性的虐待が疑われ，要保護児童となった．この女児の母親は精神疾患のため，生活保護を受けていた．子どもの虐待の背景には貧困が隠れている場合が多いが，子どもは貧困の状態を大人には見せない．そのため私たち教師も気づくのが遅れてしまう．上記の子どもたちも，家庭での食事は夕食のみで，カップ麺であったこと，散髪に行けず自分で髪を切っていたこと，何年も同じ歯ブラシを使っていたこと，など，当初は，決して話そうとしなかった．時間をかけて，男子生徒と歯磨きをともにするようになったことで，家庭内のことを少しずつ話してくれるようになったのだ．「早く稼ぎたい」が彼の希望であった．その後も万引きなどを繰り返し荒れた時期もあったが中学を

卒業し，アルバイトができる通信制の高校に進学した．女児のケースは転学や施設入所などのため最後まで寄り添うことができなかった．虐待などで発見される前に，対応ができたのではないか，と今も考えている．

③性行動

　日本性教育協会が実施する「青少年の性行動全国調査」によると，10代の性行動はキス経験率，性交経験率ともに減少傾向にあるという[4]．つまり，10代の性行動はノンアクティブであるという報告なのだが，保健室にいるととてもノンアクティブとはいえない，と感じる生徒たちと出会う．人工妊娠中絶を繰り返す生徒や，在学中に出産に至る生徒もいるため，現実には性的にアクティブな生徒たちが少なくないわけであり，正確な知識やケアが必要である．

　また，インターネットに関連した性被害も問題だと感じている．インターネット内のバーチャルキャラクターに対して性衝動をもち，現実との境界線をなくし，不意に衝動的な性行動を周囲に起こすのである．ある男子生徒はゲーム内のキャラクターに似ている女子生徒の髪の毛を切り，自慰行為で使用していた．このような，犯罪に匹敵しうる性行動は，突発的で保健室でキャッチすることは難しい．被害を受けた女子生徒は登校ができなくなり，転学となった．スクールカウンセラーの自宅訪問など，ケアを試みたが，学校関係者の面会を拒み，学校の限界を感じた．バーチャルな場を舞台とする性行動は，一対一の異性関係という従来の性行動の範囲をすでに超えており，ゆがんだ性自認や価値観，人間関係の脆弱性が複雑に絡み合い，性に関する知識の普及では，すでにその影響を防げない状況となっていると感じる．

保健室という空間

　保健室は問題をもつ子どもたちが集まるところで，養護教諭は大変な職業，というイメージを与えたかもしれない．養護教諭と保健室について，もう少し説明を加えよう．「養護教諭」という職種は日本が発祥であるといわれ，英語表記も *yogo* teacher となっている．学校教育法において義務教育学校におくことが義務づけられている教育職である．海外では看護師がスクールナースとして地域の複数学校を担当し，非常勤の場合が多いが，養護教諭は常勤の教育職なのである．養護教諭は，問題を抱えた子どもたちから，ただ，遊びに来る子どもたちまで，誰でも休めるような空間を保健室につくる．保健室にはベッドやソファ，ぬいぐるみ，冷蔵庫，洗濯機など家庭的なものが配置され，いわば，学校の中の家，とでもいえるような空間を形成している．

保健室は学校保健安全法で設置が規定されているが，設備の細かい規定はなく，ベッド数も学校の実情に合わせて一任されている．学校によっては畳の上に布団という保健室や，ちゃぶ台やこたつがある保健室もある．保健室という空間は，学校の中の家として存在し，家庭的空間の中で愚痴や悩みを養護教諭に受け止めてもらえる場所として機能してきた．長居はしても，不思議と保健室に居座る子どもは少なく，十分に羽を休めた子どもは飛び立つ力を自分でつくっていく．子どもの力を信じて待つ養護教諭のいる保健室は，傷ついたときはいつでも戻って休める空間として存在しているのである．

助産の本質をもつ養護教諭を目指して

　ここにあげた子どもたちのケースは，特別であり，毎日このような子どもたちが保健室に来室するわけではない．とはいえ，順調に成長しているように見える子どもたちも，内面の荒れ狂う心を見せていないだけかもしれない．その荒れ狂う心の芽を見つけたとき，その芽を摘み取らず，経過を待ち，ともに寄り添うことで，子どもたちは再び歩き出す力を得る．「待つこと」と「寄り添うこと」という助産の本質は，養護教諭としての基盤であるともいえるのだ．現在は，養護教諭を養成する教育の場にいるが，この助産の本質を伝え，待ち，寄り添える養護教諭を育てていきたい，と考えている．

（鈴木 雅子）

文　献

　1）厚生労働省：自殺対策白書 令和元年版．p.85-106，日経印刷，2019.
　2）厚生労働省：各種世帯の所得等の状況 貧困率の状況．平成28年 国民生活基礎調査の概況．
　　https://www.mhlw.go.jp/toukei/saikin/hw/k-tyosa/k-tyosa16/index.html（2020年5月31日閲覧）
　3）厚生労働省：児童相談所での虐待相談の内容別件数の推移．平成30年度児童相談所での児童虐待相談対応件数〈速報値〉．
　　https://www.mhlw.go.jp/content/11901000/000533886.pdf（2020年5月31日閲覧）
　4）一般財団法人日本児童教育振興財団内日本性教育協会：「若者の性」白書 第8回青少年の性行動全国調査報告．p.24-26，小学館，2019.

第6章 日本の助産と国際保健医療

世界の妊産婦の健康を守る戦略

国連では，2000 年から 2015 年に，ミレニアム開発目標 Millennium Development Goals（MDGs）「目標 5：妊産婦の健康の改善」を掲げ，「妊産婦の死亡率を 1990 年の水準の 4 分の 1 に削減する」ことを目指し，対策を進めた．主な戦略は，施設分娩，専門家による出産介助，救急産科ケアである．その結果，この 25 年間で世界の妊産婦死亡数は，532,000 人（1990 年）から 303,000 人（2015 年），妊産婦死亡率（以下：MMR）は出生 10 万人対 385（1990 年）から 216（2015 年），1 日当たりの死亡数は 1,450 人から 860 人へと改善した[1]．しかし，当初の目標として掲げていた「1990 年の水準の 4 分の 1 の削減」，つまり，出生 10 万人当たり 95 人未満は達成できず，2015 年に国連で採択された持続可能な開発目標 Sustainable Development Goals（SDGs）に持ち越されることになった．新たな目標は，SDGs「目標 3：2030 年までに，世界の妊産婦の死亡率を出生 10 万人当たり 70 人未満に削減する」である．一段と目標設定を厳しくしているのには，妊産婦死亡の 5 分の 3 は自然災害や紛争下で起きている（世界人口白書 2015）ことや，文化的格差，女性の地位の低さなど，直接的な産科的因子とは関わりのない原因を抱える国があることが明確になったことが背景にある．そのため，解決には，従来の施設分娩や救急産科ケアによらない戦略が求められていると考える．

このような中，WHO は，2018 年に新たな分娩期ケアガイドラインとして『WHO recommendations：Intrapartum care for a positive childbirth experience（WHO 推奨：ポジティブな出産体験のための分娩期ケア）』を発表した[2]．ガイドラインが策定された背景には，世界における年間 1.4 億人の出産の多くは，リスクがない正常出産であること，施設分娩により MMR は減少

したが，不必要な医療介入が増えて分娩の危険が増していること，医療者により女性がさげすまれ，ぞんざいに扱われるとの指摘から女性を尊重するケアが必要であることなどがある．妊産婦の健康は，ようやく医療主体のリスクアプローチから脱し，生理的な力を引き出す助産ケアアプローチにも視点が向けられる時代になったといえるのではないか．

この先駆けとして JICA は，1996 年より助産ケア向上を中心に据えた「人間的なお産」と呼ばれるプロジェクトを実施している．人間的なお産とは，本来，人間の自然な営みであるお産を生理学的にとらえ直し，過度な医療介入を避け，人間の産む力，生まれる力に敬意を表しながら女性の力を最大限に生かせるような分娩時のケアを意味する．世界 8 ヵ国で実施した効果のまとめとして，①不必要な医療処置の減少，②ケアリングの概念の導入により医療者の態度・倫理観が改善，③よい出産体験により女性がエンパワーされたなどがあげられている[3]．

出産は，世界中のどの地域にもある出来事である．しかし，どこでどのように妊娠・出産を迎えても，母と子の幸せを願い，母子の絆を結ぶことが助産の本質である．紛争や文化的格差がある国であっても同様である．今後の世界の状況を見据えながら，日本の助産の本質を世界に伝えることの意義について考えてみたい．

日本の助産の本質

日本には，開業助産師という個性的な助産師集団がいる．この方たちは，日本の助産師の中で，女性の本能的な力を最大限に発揮するような助産を行っている代表である．仕事を通して知り合った開業助産師は口をそろえて「学校で習った知識ではお産の介助ができない」と言う．それは，現代の助産師教育で教えるお産の知識は，産科学が基盤であり，赤ちゃんが主体の学問だからである．日本の助産師は，学校で，分娩の定義を「分娩とは，娩出物（胎児およびその付属物）が，娩出力（陣痛および腹圧）によって産道（骨産道および軟産道）を通って母体外へ排出される一連の現象をいい，陣痛の発来とともに始まり，胎盤の娩出によって終了する」[4]と教わっているだろう．

この定義の文頭は，娩出物で始まっている．つまり，赤ちゃんがどう生まれるのかを説明した分娩の定義なのである．

　さらに，分娩の生理として，分娩の 3 要素（「娩出力」「産道」「娩出物」）が分娩経過を決定する要因となる[5]と説明されている．この 3 要素の中に女性がもつ本来のお産の生理的な仕組みの奥深さはまったく含まれていない．私たちが学校で習うことは，お産のとき赤ちゃんがどう生まれてくるか，それをどう受け止めるかが中心なのである．

　だから，開業助産師は学校で習った知識ではお産が介助できないという壁にぶちあたる．彼女たちは，日々，妊産婦にふれ，言葉を交わし，自分の頭で考え，産科学以外に女性の身体や心を知る知識を求める．妊娠中から丁寧に身体と心に向き合い，お産のとき女性がもつ本能的な力が最大となるような助産ケアを実践する．例えば，矢島は，産婦に寄り添う 3 原則として，「①1 人にしない」「②いつも体のどこかにふれている」「③産婦のすべてを受け入れる（否定しない）」という，産婦に寄り添う姿勢を具体的にあげている（p.29 参照）[6]．矢島はこれを行う意味を，お産にとって最も大事なのは，女性が安心してお産に集中できる環境をつくることで，それが女性が本来もつ「産む力」を引き出すといい，経験の中から熟知している．毛利は，「見られている，何かされているという不安感のない環境をつくるようにしている．叱られた猫のようにひっそりと寄り添う，そんな謙虚な気持ちでお産をしている」と話す[7]．

　Michel Odent がお産というものはプライバシーを守る環境をつくることによって，大脳新皮質の刺激が抑制され，産婦さんは本能的なお産をする[8]といっていることから，これらの助産ケアは，女性が身も心も安心してお産に集中できるような環境をつくっていると考えられる．さらに，ケアを継続的に受けてお産をした母親たちが書いたお産後の感想は，「豊かなお産」「感じるお産」「自分で産んだ」「ただただ感動」など，本能的に感じたこと，理性ではない，あるがままに感じた言葉がつづられている[9,10]．

　豊かなお産とはどんなお産か，想像してほしい．それは，矢島がいう「子どもがかわいい，守りたい，母として生きていける，女として頑張れる」など，出産体験が次のステップにつながるような豊かさを含んでいるお産なの

だと思う．オキシトシン全開，β-エンドルフィン満載のお産．心も身体も
ゆったりと満たされたお産を経験した女性だけがもち得る感想であると思う．

　つまり，日本の助産の本質とは，お産を「奇跡が幾重にも重なり繰り広げ
られる1人ひとりの物語」ととらえ，妊娠中から産婦との信頼関係を築き，
身体と心の隅々にまで心を寄せ，産める身体づくりをする．お産になれば，
産婦と一緒に汗をかき赤ちゃんを受け取り，哀歓をともにする．母親が産み
落としたわが子を胸に抱き，うっとりとわが子を見つめる眼差しに出逢えた
とき，母子の絆がつながったことに安堵し，生命の神秘に頭を垂れ，この場
に立ち会えたことに深く感謝する．そんな助産師たちの姿を反映したものだ
と考える．

日本の助産の本質を世界に伝えることの意義

　このような日本の助産の本質を世界に伝える意義は3つある．1つめは，
妊娠中から助産ケアを行うことが，プライマリーレベルでの母子と社会の安
全を守ることにつながる．2つめは，出産する女性が自分の人権の1つとし
て人間的な助産ケアを求めることにつながる．3つめは，人間的なお産の意
味を世界中で考え続けていく．以下，それぞれの項を読み解きながら考えて
みたい．

■ 母子と社会の安全

　お産には2つの安全がある．1つは母子の生存，もう1つは，社会の安全
である．Michel Odent は，プライマル・ピリオド，つまり胎児生活，出産前
後や乳幼児期における人間の基本的要求が無視された場合，それは遺伝暗号
として刻印され，人間の適応性の限界を決定する．お産は，特別な時期であ
り，分娩中，アドレナリンやオキシトシン，β-エンドルフィンなどのホルモ
ンシャワーを浴びることがなければ，社会全体として性的生活や愛する能力
を変容させると説明する[11]．つまり，妊娠から出産において生理学的なプロ
セスを守ることは，母と子，お産に関わるすべての人の根底を信頼と絆で結
び，社会の安全性を守るということである．

　日本の助産所では，妊婦の身体づくりを徹底して行う．食事，睡眠，運動，冷えや目の使いすぎの予防など，その助言は実に細かい．妊婦が自分自身の生活を調整できているかどうかは，妊婦健診で身体にふれることで一緒に確認していく．例えば，身体のコリにふれ，丁寧にほぐしながら妊婦の話を聴き，生活と身体，心の関係を読み解いていく．生殖器と脳との関係に注目している助産師は，腟壁の硬さと頭の使いすぎには関係があるとし，会陰・腟のアプローチから頭を緩めるというケアを行っている．こうした助産ケアを妊娠中から継続して行うことで，お産のときにどのようなことが起こるか予測できるという．

　忘れてはならないのは，この助産ケアの根底には，妊産婦と助産師の「信頼関係」があることである．池田は，「人間的な信頼関係が基盤にあるからこそ，お互いの言葉が届き合う．妊産婦は，この人の言うことなら聞いてやってみようと思う．助産師もその気持ちに応えようとする」という．日本の助産師が丁寧に身体と心をみる意味は，生理的な機能が当たり前に働く仕組みが積み重ねられることで，プライマリーレベルで出産の安全が守られることにつながる．さらに，その視線の先には，母子の確かな絆でつながれる社会を見ている．産む女性に丁寧に関わり，赤ちゃんを産み落とした女性が一瞬でわが子を好きになる環境をつくっていく．Odent がいうように，生まれ方が変われば，目に見えないところで人間の本質が変わる可能性があるのなら，お産が社会を変え，人間の安全が守られる社会づくりにつながるとも考えられる．

■ 出産する女性が自分の人権の１つとして人間的な助産ケアを求める

　人間的で温かい助産ケアは，女性をエンパワメントし，幸せな出産を導くことにつながる．しかし，世界の多くの国々では，医療者によってさげすまれたり，無視されたり，放っておかれたりと十分なケアを受けないまま出産を経験している女性が多数いる．

　妊産婦や家族が，人間的で温かいケアによって個別的な経験の中身が変わることを知れば，出産のときに「私を大事にしてください」「私が変われるような質の高い助産ケアをしてください」と求める産婦が出てくるかもしれな

い．お産のときに受ける助産ケアの質は，女性の人権の問題ともいえる．助産師が行うケアを変えるには，女性からの声が有効なときもある．

■ 人間的なお産の意味を世界中で考え続けていく

最後に，日本の助産を世界に広げることの意義として，自国の助産と日本の助産を比較し，助産の姿勢や助産ケアの質向上に必要な人間的なお産を自ら模索することをあげたい．これは，世界中で助産に関わる人たちに，あらためて「助産って何？」と問いかけ，自国のお産の状況をよりよくするためにはどうすればよいかを，医療的な側面だけでなく人間的な側面の双方向から考えるということである．お産は原始脳で行われることは知っていても，産科学で教育を受けてきた助産師が，頭で理解し，実践ができて，それを自分のものにするためには，時間がかかる．例えば，毛利は「Odent さんが，お産というものはプライバシーを守る環境をつくることによって，産婦さんは本能的なお産をすると言われたときはびっくりした．はじめはその意味がわからなかった．産科学が前に出すぎていたということがわかるまで 7 年かかった」と話す[7]．開業して 30 年以上経ったベテランでさえ，頭の切り替えに時間がかかるということである．

今，世界では，日本の 1970 年代と同じことが起こっている．病院内での出産が奨励され，お産が家族の手から離れ医療者の手に移されているのだ．2011 年，私が訪れた中央アフリカ共和国でも，病院での出産時に家族の付き添いが認められていなかった．その理由を助産師に尋ねると「家族が分娩室で起こったことを外で言いふらすから」という答えだった．本来なら家族に囲まれ，母の見守りを受けながらお産をしていた若い女性たちが，誰の付き添いもない環境で，神様だけを頼りに陣痛を我慢してお産を行っている．しかしながら，これは，中央アフリカ共和国に限ったことではないだろう．世界の国々ではさまざまな背景から分娩時の付き添いが許されていないとの報告もある．お産が，医療者の手の中にある国々で助産をする人たちに，「助産とは何か」を考えるきっかけが必要である．

国際保健医療における助産師の役割

　実際に，妊産婦死亡が世界のどこの国で起こっているのかを見てみると，妊産婦死亡数が多いのはナイジェリアとインドであり，それぞれ実数として58,000人と45,000人で，この2ヵ国で全体の約34%の死亡数を占める．MMRが500以上ある国の上位20ヵ国は，すべてサハラ以南のアフリカ地域である．例えば，MMRが高率の上位3ヵ国は，シエラレオネ1,360，中央アフリカ共和国882，チャド856となっており，いずれも自国や隣国の内戦で治安が安定していない国々である．その他，アジア地域においてもサービスの改善が進まない国がある．インド，パキスタン，インドネシア，バングラデシュである．これらの国では，文化的格差や女性の地位が低いことが理由としてあげられる．こうした国々の妊産婦死亡を減らすために，何ができるのか？　まずは，その国で起こっていることを知ることが必要である．知らなければ始まらない．次にその国・地域の母子の安全はどうあるべきか，何を変えるか，変えなくてよいものは何かを，広い視野で考えてみることだ．

　助産の本質は，母子の幸せを願い，絆を結ぶことである．母子の安全もこの中の一部である．助産師は，どこの地域にいようとも1人ひとりの妊産婦と向き合い，女性のそばにあって最善のケアをする役割がある．日本の助産師が積み重ねてきた人間的で温かいケアは，文化的な女性の地位や紛争を超えた別次元にある．生理的なお産の在り方を見つめ，妊産婦と向き合う姿勢を伝えていくことが，国際保健医療における日本の助産師に与えられた役割であると考える．

（加藤 章子）

【文　献】

1）United Nations：The Millennium Development Goals Report 2015. United Nations, 2015.
http://mdgs.un.org/unsd/mdg/Resources/Static/Products/Progress2015/English2015.pdf（2020年5月18日閲覧）

2）World Health Organization：WHO recommendations：Intrapartum care for a positive childbirth experience. World Health Organization, 2018.
https://www.who.int/reproductivehealth/publications/intrapartum-care-guidelines/en/（2020年4月23日閲覧）

3）高橋優子，中村悦子：「人間的なお産」のJICAの取り組み．第33回日本国際保健医療学会学

術大会プログラム・抄録集. p.48, 2018.

4) 中林正雄：分娩の定義と種類. 助産学講座 7 助産診断・技術学 II ［2］分娩期・産褥期 第 5 版. 我部山キヨ子，武谷雄二編集，p.4, 医学書院，2015.

5) 同前，p.6.

6) 矢島床子，三井ひろみ：フィーリング・バース―心と体で感じるお産―. p.42-43, バジリコ，2007.

7) REBORN 編：にっぽんの助産婦―昭和のしごと―. p.96, REBORN, 2008.

8) ミシェル・オダン：プライマル・ヘルス―健康の起源　お産にかかわるすべての人へ―，大野明子訳，p.202, メディカ出版，1995.

9) アクア・バースハウス編：わたし流のお産―「自然に産む」ことにこだわった先輩ママの体験記―. メタ・ブレーン，2005.

10) 前掲 6), p.10-38.

11) 前掲 8), p.63, 103.

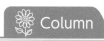

対象に関心を寄せ，人間の尊厳を守る

内戦直後，物も人も不足する病院で

　内戦直後の1995年，カンボジアの首都プノンペンにある母子病院では十分な水や電気もなく，ベッドは鉄の柵のみでマットレスも置かれていない環境であった．子癇で昏睡状態の妊婦，母親のベッド脇の床の上に布でくるまれ置かれた新生児の遺体，医師は胎動を感じなくなってから何ヵ月も経つ妊婦の命を救うために穿頭術を実施していた．助産師たちは，出産介助と，出産時に必要な診療材料をつくるのが主な仕事で，子宮口が全開するまでのケアは，家族に頼らざるをえない状況であった．

環境や技術は改善したけれど……

　それから15年後の2010年，再びその地を訪れた．カンボジアは経済発展し，プノンペンの街は電気で光り輝き，変貌を遂げていた．出産の場は，医療機器や薬が充実し，産科医療技術についても教育され，改善していた．一方，出産経験を産後の女性にインタビューすると「頼んでも来てくれない．ケアしてくれなかった」「疲れているのでたくさん聞くなと言われた」「（助産師は）無視して行ってしまった」と語られた．

　ある日の新聞では，病院での産婦の死亡が報道された．記事によれば，午前11時に陣痛開始，産婦が受診すると，子宮口がまだ開いていないので自宅に帰るように言われた．夕方，陣痛が強くなり再度病院に行ったがまた帰るように言われ，夜間痛みに耐えられず3度目の来院で入院となった．助産師による内診で子宮口1cm，「眠いから陣痛が強くなるまで何度も呼びに来ないで」と言った．産婦は，その夜中に意識がなくなり明け方に母子ともに死亡した．4歳の上の子が花輪を抱えている写真が新聞に掲載された．記事は「技術が発展した現代において母子2人の命が奪われることがあってはならない．専門職としての責任感が問われる」と締めくくっている．

　助産の根源にあるものは，どんなに技術が進歩しようとも，産婦と胎児に関心を寄せ，耳を傾け，人間としての尊厳を守ることに尽きる．環境が改善され，技術が進歩しても，助産の本質が失われてはならない，と感じる．

（小山内 泰代）

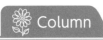

世界の女性と助産師が進む道づくり

女性のおかれている環境によって左右される道筋

　タンザニアをフィールドに助産師たちと連携し，共同研究や教育を続けて10年以上が経過した．国際助産師連盟の大会や各学会で，国の代表として参加する助産師たちとも出会い，各地の実践や課題について議論してきた．私は助産の本質は，「対象となる女性や家族が本来もつ力を引き出し，支えること」だと考えているが，各国の助産師たちと議論を重ねる中で，助産師/助産学研究者としての認識は共通するものの，地域によって表現や論調を変化させる必要性もあると感じている．それは，助産の本質が発揮される基盤となる女性と助産師に権利や選択の自由が与えられているか，権利が与えられていればその責任を果たしているかにより，左右されるからである．

　女性の権利が脅かされ，暴力で傷つけられ，提供されるべきケアが届いていない地域では，女性の人権や医療者のおかれている劣悪な環境等を訴える必要がある．逆に，女性が出産を自由に選ぶことができる国において，医療化が進み「主体としての女性」が失われている場合には，女性自身の妊娠・出産に対するセルフケアとそれを支援する医療者の「医学的に必要な/必要ではない」ケアの判断が求められる．

女性が本来の力を発揮できるように支える

　女性が試行錯誤しながら「自分にとってこれがよい」を選びとれるように支える，女性側も自分の力で考えよい状態に向けて行動し，医療者が最新のエビデンスを基に必要なケアを提供する状態が，「あるべき姿」ではないかと考える．主体としてのランナーは女性およびその家族であり，助産師はその伴走者，研究者は，ランナーと伴走者が道に迷ったり転んだりしないよう，道を整備したり標識をつくる．助産師も受けた教育，慣習，国のガイドラインや全体を統括する保健システムによって，担うべき役割を担えないこともある．助産学研究者は各国の状況を理解し，一歩引いて，その本質を見失わないようにエビデンスを構築し，必要時政策的な議論にも参加する必要がある．

　これから行うべきこととして，世界中の助産学研究者とともに，「女性が本来もつ力」とは何か，何をもってそれを促進できるのか，逆に阻害してしまうのか，何が医学的に必要で，何が必要ではないのかに関するエビデンスをさらに構築すべきだと考えている．　（新福 洋子）

第7章

助産師教育の本質とこれから

　助産師教育は，安全で安楽・安心な妊娠期・分娩期・産褥期のケアを担い，そして，女性の一生涯を通じたライフステージ，さらには父親・兄姉としての新しい家族役割の獲得や，次世代育成にも貢献しうる助産師を育成する学問分野である．筆者は助産教員としての経験は決して長くはないが，日本の看護・助産の質向上と底上げを目指し切磋琢磨する学内・学外の教員や，熱い思いを抱いて助産師教育に携わる尊敬する先輩助産師と接する機会に恵まれ感謝している．

　また，筆者自身が助産師として国際保健医療協力に携わってきた経験から，日本の助産師が大切にしてきた助産の発想と技術，母子へ関わる姿勢そのものが，世界中の母子保健領域の人材にとってロールモデルとなりうること，日本の開業助産師を中心としたケアのありようとその効果が，科学的根拠によって後付けされてきていることを実感している．本章では，世界に誇る技術を有する日本の助産師の教育制度と世界の助産師教育基準，そして助産師教育でどのようなことを大切にしているかを述べる．

日本の助産師教育

　わが国の助産師教育制度は多様だ．助産師養成機関の種類として，大学院，大学専攻科・別科，大学，短大専攻科，専修・各種学校がある．研究活動を通じて助産分野の新たな知を構築し，臨床応用を目指す助産の研究者・教育者を育成する大学院課程や，産科医療現場で活躍する実践者を育成する専修学校など，養成機関によって育成目的や方法は異なっている．また，助産師になるためには看護師免許をもっていることが必須であるため，看護師教育を受けずに直接助産師になるための教育課程（ダイレクトエントリー課程）

がないことも日本の助産師教育の特徴としてあげられる．日本の看護師教育制度自体も多岐にわたっているため，助産師養成課程には，看護師教育と助産師教育の組み合わせによって 10 のルートが数えられる（**図7-1**）．

このように養成課程の違いはあるものの，各養成機関は，学生の卒業時の実践能力が一定レベルを確保できるよう，保健師助産師看護師学校養成所指定規則（2020 年改正）[*1]や，厚生労働省が設定した「助産師教育の技術項目と卒業時の到達度」[1)]，全国助産師教育協議会によって示された，養成機関や修業年限にかかわらず，助産師資格取得時までに学習すべき最小限の教育内容である「ミニマム・リクワイアメンツ」を念頭におきながら，助産師教育に取り組んでいる[2,3)]．2020 年には，「望ましい助産師教育におけるコア・カリキュラム」が発表され，教育のコアとなる 7 つの大項目（助産師として求められる基本的な資質・能力，社会・環境と助産学，マタニティケア，プレコンセプションケア，ウィメンズヘルスケア，マネジメント・助産政策，助産学研究）を柱とした教育内容を示している[4,5)]．具体的にいえば，助産師には女性のライフステージ各期の健康を支え，その家族を支える役割が期待されており，対象者がどのライフステージにいても，女性の抱える臨床的な問題の解決だけではなく，女性を取り巻く環境にも配慮しながらニーズを明らかにし，優先順位に沿って看護・助産ケアを計画立案・実践・評価する，という思考プロセスを習得し，実践できるレベルにまで，学生を導いていくことが，すべての助産師養成機関の目指すところといえるであろう．

そして，これら看護過程・助産過程とも呼べる一連のケアプロセスは，科学的根拠という基盤に支えられ展開されている．なお，科学的根拠の臨床応用という点では，日本の医療現場は，科学的根拠によって導き出された推奨項目からなるガイドラインを参照しながら，医療介入・ケアを行うことが広く行きわたっている．出産を取り扱う医療施設において『産婦人科診療ガイドライン産科編』[6)]は今や必携本である．この正常出産も異常出産もカバーするガイドラインは，医師・助産師・看護師がチーム医療として協働する上で，共通認識・共通言語となっている．そのため，助産師教育の中で，学生

---

*1　保健師助産師看護師学校養成所指定規則：1949（昭和 24）年に制定された．

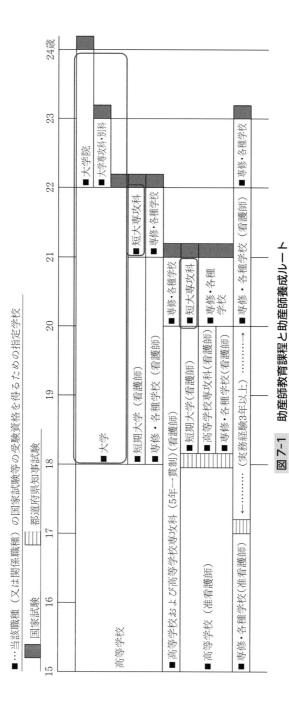

図 7-1　助産師教育課程と助産師養成ルート

* □は文部科学省高等教育局所管の指定学校を示す
* 専修・各種学校は，都道府県指定の養成所も含む
（出典）文部科学省：2019 年度看護系大学に係る基礎データ．
http://www.mext.go.jp/b_menu/shingi/chousa/koutou/098/gijiroku/__icsFiles/afieldfile/2019/05/27/1417062_4_1.pdf（2020 年 6 月 25 日閲覧）を一部改変.

たちは妊産褥婦・新生児へのケアや医療介入に関するガイドラインの読み方や成り立ちをしっかり学び，そして母性看護学実習等の経験を通じた自らの臨床課題に基づき，妊娠期・分娩期・産褥期・新生児期各期の根拠に基づくケアの考え方やガイドラインの内容を勉強していくこととなる．

世界の助産師教育

　前述の通り，日本の助産師養成課程は看護師教育を含めると 10 ルートあるが，視点を国外に向けると，世界の助産師教育も実に多様である．歴史的背景から助産師という資格がある国もあれば，ない国もある．助産師がいない国では，産婦人科医・医師・看護師・准看護師等が，正常な妊娠期・分娩期・産褥期の管理に必要な熟練した技術を習得した有資格者として「熟練した分娩介助者 skilled birth attendants（SBAs）」と称され，周産期医療を担っている．または，「伝統的産婆 traditional birth attendants（TBAs）」のように，自身の出産体験や他の伝統的産婆の見習いを通して出産介助技術を習得した，無資格の出産介助者が活躍している国もある．アフリカ・サブサハラ地域の開発途上国のように，多産多死の母子保健課題を有する国もある一方，欧米諸国をはじめとする先進国では，少子高齢化の課題を有しており，各国の状況に応じて助産師に求められる役割・スキルも異なってくる．国際助産師連盟 International Confederation of Midwives（ICM）は，113 ヵ国・地域，132 団体が加盟する国際的な助産師の職能団体であるが（2018 年 12 月現在），ICM が表明した『世界基準　助産実践に必須のコンピテンシー2019 年改訂』[7)]において，「コアコンピテンシー」とは，途上国か先進国かにかかわらず助産師に求められる最低限の知識・技能・専門職としての行動としてとらえられ，以下の 5 つを推奨している．

①助産実践の範囲全体およびあらゆる環境において実践する助産師の自律性
②生理機能を支援し正常出産を推進する助産師の役割
③女性の人権とインフォームド・コンセントと意思決定を擁護する助産師の役割

④不必要な介入の削減など，エビデンスに基づく実践を推進する助産師の
　役割

⑤緊急時の介入の提供など，必要に応じて，評価・診断・行動・介入・相
　談・紹介を行う助産師の役割

そして，助産師に求められるコンピテンシーは，4 つの相互に関連するカ
テゴリーに分類されている．

①一般的なコンピテンシー（助産師の自律性，助産実践のあらゆる側面に
　応用されるケア活動に関する能力）

②妊娠前・妊娠中のケアに特有のコンピテンシー

③分娩・出生直後のケアに特有のコンピテンシー

④女性と新生児に対する継続的なケアに特有のコンピテンシー

また，ICM が示す『助産師教育の世界基準（2010）』[8]は，助産師教育課程
の主な内容である『基本的な助産実践に必要なコンピテンシー』と関連させ
ながら構成されている．『助産師教育の世界基準（2010）』では，質の高い，
根拠に基づく医療サービスを女性，新生児，家族に提供するために助産師を
育成することは，世界中の助産師を強化する ICM の重要な柱の 1 つと述べら
れている．そして，助産師教育基準の設置目的は下記の 6 つとされており，
ICM 加盟国である日本もこれらの項目を遵守しながら助産人材を育成して
いる．

①助産師を育成する助産課程には理念，目標，成果があることを保証し，
　国民，すなわち専門職，利用者，雇用者，学生に，そして互いに説明責
　任のある助産課程を設ける

②助産師教育課程の質を考え，実施し，評価する枠組みを提供する

③ICM の「基本助産業務に必須な能力」すべてと各国のニーズに基づいた
　追加能力を備えている助産師育成の教育課程を促進する

④女性と家族のための安全な助産業務と質の高い助産ケアを促進する

⑤助産専門職と自律した実践者としての助産師の自律性を再強化する

⑥助産課程の継続的な改善を促し，それによって継続的な業務改善を促す

なお，世界の助産師教育課程についての情報も ICM はホームページ上で公
開しており[9]，ICM 加盟国のうちダイレクトエントリー課程を有する国を知

ることができる．有効なデータがそろう 94 ヵ国中，看護師教育後の積み上げ教育の有無にかかわらず，ダイレクトエントリー課程を採用している国は 76 ヵ国（80.9％）あった[10]．具体的には，「ダイレクトエントリー課程と看護師教育後の積み上げ教育の両方がある」のは 39 ヵ国（41.5％），「ダイレクトエントリー課程のみあり」が 37 ヵ国（39.4％），そして日本のように「看護師教育後の積み上げ教育のみあり」は 18 ヵ国（19.1％）である．日本では助産師免許取得に看護師資格が必須要件であることが当たり前のように認識されているが，世界に目を向けると，ダイレクトエントリー課程は決してめずらしくない助産師教育課程であることが理解できる．

助産師教育に用いられるガイドライン

　続いて，世界規模で用いられている科学的根拠に基づいた正常出産ガイドラインについて概説したい．1996 年，世界保健機関 World Health Organization（WHO）が出版した『Care in Normal Birth：A Practical Guide（正常出産時のケア：実践ガイド）』[11]は，産科領域で広く使われる医療介入やケアに関するさまざまな科学的根拠を編さんし，産科医療・助産ケアの有効性または有害性を提示した WHO の最初の正常出産ガイドラインである．先進国と途上国の区別なく，世界中の正常出産を対象とした WHO ガイドラインは，日本語を含む 8 ヵ国以上の言語に翻訳され，自然出産を勧めようとする各国のプロフェッショナルによって活用されてきた．2018 年，ガイドラインは改訂され『WHO recommendations：Intrapartum care for a positive childbirth experience（WHO 推奨：ポジティブな出産体験のための分娩期ケア）』として出版された[12]．

　最初のガイドライン出版から 22 年が経過したが，分娩時の過度の医療化が女性の産む力を損なわせ，ネガティブなインパクトを与えている現状を懸念し，人生を変えうるポジティブな出産体験となるようなケアを提供することを目指し，最新のエビデンスを用いてアップデートされた正常出産ガイドラインである．この新ガイドラインは，出産の全期にわたって行われる以下の 4 つのケアの重要性を強調し，出産の多様性を認め，産婦を尊重すること

を人権としてとらえている点が特徴的であるといえよう[13].

①**産婦を尊重したケア**：産婦を尊重したケアが推奨されているが，具体的には，すべての女性の尊厳・プライバシー・個人情報が守られ，有害なケアや不当な対応がないことが保証され，十分な説明を受けた上での出産方針決定への参加や継続的支援が保証されていることを意味する.

②**効果的なコミュニケーション**：産婦にとってわかりやすく文化的に受け入れやすい，効果的なコミュニケーションがケア提供者と産婦の間で行われることが推奨される.

③**付き添い**：出産全期にわたって，産婦本人が選んだ人による付き添いがすべての産婦に推奨される.

④**継続ケア**：助産師による継続ケアモデル（女性がすでに知っており信頼している1人，または少数の助産師から，妊娠期・分娩期・産褥期を通してケアを受けること）を妊産婦へ提供することが推奨される.

　これらは，日本の助産師が当たり前のように大切にしていることである.特に開業助産所の助産師が日常的に実施しているケアでもある.日本では，産婦人科医の減少や出生数低下，結婚年齢・出産年齢の高齢化，生殖医療の発達に伴うハイリスク妊娠の増加等，さまざまな背景と理由により周産期医療施設の集約化が進んでいる.日本が世界で最も低い新生児死亡率・妊産婦死亡率を維持し続ける国の1つであるその所以は，間違いなく周産期分野の医療技術の進歩と，周産期医療を担う医療従事者の質の高さによるものであろう.とはいえ，妊婦の85％は正常な経過をたどり，そして出産後に産婦が帰る場所は地域である.日本の地域に根差した活動をする開業助産所の助産師のケアや姿勢は，WHOによってその重要性が科学的根拠を基に裏付けられた，実践の科学といえる.そのため，助産師教育では発展し続ける医療技術によってもたらされる新しい知見と，同時に古くて新しい，日本の助産師の間でしっかり伝承されている知恵も，学生に伝えていかなくてはならないと感じている.

助産師教育で大切にしていること

　助産師教育の本質とは何か？　学生に愛情をもって大切に育てる，という一言に要約されると思う．

　筆者は現在（2020年9月），教員をしながら同時に中米エルサルバドルにおいて国際協力機構（JICA）の草の根技術協力事業「科学的根拠に基づいた人間的出産プロジェクト」のプロジェクトマネジャーをしている．

　「人間的な出産」とは，本来人間の自然な営みである分娩を生理学的にとらえ直し，過度な医療介入を避け，人間の産む力，生まれる力に敬意を表しながら女性の力を最大限に生かせるような分娩時のケアのことである．中南米の出産現場で目にするものは，例えば，日本では考えられないくらい深い会陰切開，血液が床に飛び散り血の海の分娩室，陣痛室で泣き叫ぶ産婦であった．家族の立ち合いは許されず，医療スタッフには怒鳴られてしまうような環境で，不安や孤独を感じた女性たちの思いが叫びとなって表出されているのかもしれない．そんな出産環境を何とかしたい．

　政治的にも経済的にも厳しい状況にある国だからこそ，出産時に1人ひとりの女性と赤ちゃんが優しく受け止められてほしい．そして，尊厳に満ちた優しい出産経験は，ケアを受ける側も提供する側も，双方向に豊かな体験であることに気づいてほしい．そんな願いが込められたプロジェクトである．そして，このプロジェクトは，1996〜2001年にJICA技術協力プロジェクトとしてブラジルで実施された，人間的な出産を根幹に据えたプロジェクトをモデルとして，計画立案されている．

　Michel Odentは，1970年代にフランスの公立病院における，家庭的な雰囲気の分娩室と水中出産で世界に知られるようになった産科医である．彼は「To change the world, we must first change the way babies are being born.（世界を変えるには，真っ先に赤ちゃんの生まれ方を変えなければならない）」というメッセージを発信している．このメッセージからは，赤ちゃんが初めて接する世界が，優しいものであってほしいという願いと，そのような出産が世界の変革につながっていくという，彼の信念が伝わってくる．ブラジル人の助産師の友人から教えてもらった言葉なのだが，それ以来，この

メッセージをエルサルバドルで行うワークショップの最後に使わせてもらっている．1992 年まで厳しい内戦が続き，今もなお，ギャング集団が幅を利かせ「殺人による死亡率」という不名誉な指標において，世界 1 位か 2 位を隣国ホンジュラスと競うエルサルバドルだからこそ，この世界を変えるために，赤ちゃんが初めて接する世界は優しいものであってほしい．

　最近では，このメッセージを日本の大学の授業でも使うようになってきた．日本の女性・母親たちを取り巻く環境も決して優しいものとは限らない．出産年齢の高齢化，核家族化，共働き家庭，長時間労働，社会的サポートの少なさ，地域のつながりの希薄化，貧困，育てにくさ等，現代の家族を取り巻く状況の難しさは，いくらでもあげられる．だからこそ，出産の現場でありのままを受け止められ，励まされ，優しくされ……といった経験が，これから始まる育児へのスムーズな移行につながり，「あの出産体験があったからこそ頑張れる」と思ってもらえるような，そんなポジティブな体験につながってほしいと思う．

　助産学生たちには，そんなケアを提供できるような助産師に育ってほしい．産婦を優しく受け止めることができるような助産師になるためには，助産学生も駆け出しの新人助産師も，やはり教員や先輩助産師に優しく受け止められなくてはならない．1 人ひとりのお産に個別性と幅があるように，1 人ひとりの学生にも多様な個性がある．その個性をよい方向に伸ばしてあげられているかどうか，答えなどないのだが，もし学生自身が教員やスタッフから「大切に受け止められている」ことを感じることができるのであれば，それはきっと，心細くて不安と緊張でいっぱいいっぱいな分娩介助実習が始まったばかりの頃に，大きな支えとなるのではなかろうか．そして，1 人ひとりの出産が異なるために，分娩実習で受けもたせていただく各産婦の経過をともにアセスメントし，ケアを行い，悩み，振り返る．つまり，ともに学び，模索する伴走者であり続けることが助産教員や実習指導者の重要な役割の 1 つであると考えている．

　多くの教員が経験しているように，筆者も母性看護学実習や助産学実習を通じて学生からたくさんのことを学んでいる．初めての出産見学直後，姿が見えないと思ったら分娩室のカーテンの後ろに隠れ，感動のため声を潜めて

大泣きしていた学生，分娩介助実習で上手に産婦に声掛けしながら落ち着いて対応し，介助手技も上達していることを確認できていた学生が，胎児心音が下がり気味だったにもかかわらず，元気な赤ちゃんが生まれて安堵したのか，急に手が震えて止まらなくなってしまった姿（産婦には気づかれない場所で）．こんな様子を見聞きすると，1人ひとりの学生がとても愛おしく感じる．

　抱えているものもそれぞれで，教員としてそれに気づかないままのときもたくさんあるのだが，母子の魂が行き交う場に身をおく職業である私たちが，将来の後輩となる助産学生を思い，受け入れ先の助産師スタッフとして，または助産教員として，できる限りの状況に対応できるよう，大切に育てていく．それが助産師教育の本質であり，同時に，みずみずしい感性をもった学生からもしっかり学び，ともに成長し続ける．そんな関わりを続けていきたいと思っている．今，学生にいっぱいの愛情を注ぐ（伝わっていなくても……），それ以上の助産師教育の本質は思い浮かばない．それは，とても幸せなことである．

　最後に，助産師の育成に欠くことのできない実習施設の存在に言及したい．多様性のある学生を受け入れ，講義や演習による学びを統合し，助産師としての手技・コミュニケーション能力・思考過程・姿勢を学ぶことができるのが，助産学実習である．助産師に必要なコンピテンシーを育成する上で，シミュレーション教育や学内演習，また母性看護学実習は，助産学実習の代わりには決してなりうるものではない．わが国の出生数は減少傾向にあるものの，反比例するように母子のニーズは増加している．産婦は高齢化しており，複雑で多岐にわたる助産をめぐる動向には，配慮しなくてはならない．1人ひとりの母子のニーズに手厚く応えられる助産師を育てていくことを途切れさせてはいけない，そんな思いで助産師の実習を受け入れてくださる実習施設があるからこそ，助産師教育は成り立っている．2020年の新型コロナウイルスの影響で実習を行うことが難しかった状況においても，その姿勢は変わらなかった．ただ感謝するばかりである．

（笹川 恵美）

【文　献】

1) 厚生労働省：「助産師，看護師教育の技術項目の卒業時の到達度」について（医政看発第
0208001 号　平成 20 年 2 月 8 日）．2008.
https://www.hospital.or.jp/pdf/15_20080208_01.pdf（2020 年 5 月 28 日閲覧）

2) 日本助産師教育協議会：助産師教育のコア内容におけるミニマム・リクワイアメンツの項目と
例示 Vol. 2（2012-）.
http://www.zenjomid.org/activities/img/min_require_h25.pdf（2020 年 6 月 14 日閲覧）

3) 福井トシ子編：新版　助産師業務用覧〈1〉基礎編 2018 年版　第 3 版．日本看護協会出版会，
2017.

4) 全国助産師教育協議会：望ましい助産師教育におけるコア・カリキュラム 2020 年版．2020.
http://www.zenjomid.org/info/img/202006_corecurri.pdf（2020 年 12 月 5 日閲覧）

5) 全国助産師教育協議会：「望ましい助産師教育におけるコア・カリキュラム」の考え方．2020.
http://www.zenjomid.org/info/img/202006_corecurri_thinking.pdf（2020 年 12 月 5 日閲覧）

6) 日本産科婦人科学会，日本産婦人科医会編・監：産婦人科診療ガイドライン産科編 2020．日本
産科婦人科学会，2020.

7) 国際助産師連盟（ICM）：世界基準　助産実践に必須のコンピテンシー　2019 年改訂．日本看
護協会，日本助産師会，日本助産学会訳，2019.

8) 国際助産師連盟（ICM）：助産師教育の世界基準（2010）．日本看護協会，日本助産師会，日本
助産学会訳，2010.

9) 国際助産師連盟(ICM)：International Confederation of Midwives Open Data：Open Data Portal
for the International Confederation of Midwives Map.
http://icm-directrelief.opendata.arcgis.com/datasets/e4705cb4e7324525b597a45009a280a4_0?ge
ometry=-159.961%2C-87.352%2C200.039%2C89.078（2020 年 6 月 14 日閲覧）

10) International Committee of the Japan Society of Midwifery Education（2017〜2018）．TAHARA-
SASAGAWA E, OTA Y, Matsuzaki M, et al：Visualization of midwifery education in 109 coun-
tries on a world map：Secondary analysis of the data from the International Confederation of
Midwives（ICM）．Journal of Japan Academy of Midwifery（in press）．〔全国助産師教育協議会
国際関連活動委員会（2017 年〜2018 年）笹川恵美，大田康江，松﨑政代，他：マッピングに
よる 109 ヵ国の助産師教育の可視化：国際助産師連盟（ICM）データの二次分析．日本助産学
会誌（in press）.〕

11) World Health Organization：Care in Normal Birth：A Practical Guide. World Health Organiza-
tion, 1996.

12) World Health Organization：WHO recommendations：Intrapartum care for a positive childbirth
experience. World Health Organization, 2018.〔世界保健機関：WHO ガイドライン：ポジティ
ブな出産体験のための分娩期ケア．飯村ブレット，古宇田千恵，笹川恵美，他，訳，世界保健
機関，2018.
https://apps.who.int/iris/bitstream/handle/10665/272447/WHO-RHR-18.12-jpn.pdf（2020 年 5
月 28 日閲覧）〕

13) 笹川恵美，春名めぐみ，米澤かおり，他："Care in Normal Birth" から "Intrapartum care for
a positive childbirth experience" へ：WHO の正常出産ガイドラインは，どのように変わった
か？．日本助産学会誌，33（1），p.50-60，2019.

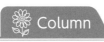

産後ケアの地平

世界に誇れる開業助産所の素晴らしさ

　日本の助産所は世界に誇れる場所である．戦前戦後の公衆衛生向上のために，開業助産師がいかに貢献してきたかも，周知の事実である．2001年に初めてフィンランドを訪れたとき，病院のほぼすべてのお産に関わり，女性に寄り添うパワフルな助産師たちに会ったが，彼女たちに開業権はない．地域に出ていけないがゆえに，産前産後検診の担当は保健師になってしまい，助産師は病院のお産を介助するだけになってしまう．地域に出ていきたい，継続ケアに従事したい，というフィンランドの助産師の話を聞いて，日本の開業助産所の素晴らしさをあらためて認識したものだった．

　しかし，現代日本にあって，助産所における出産は全出産数の1%を切る．スキルも情もあり，伝統も近代的知識も身につけた開業助産師の働きはこの国でよく認識されているとはいえない．女性たちも，自然なお産のよさは知りながらも，親や周囲の「何かあったらどうするの」（何かあったら病院にいても大変なことなのだが）という一言に反論できず，開業助産所での出産を諦めざるをえない人も少なくない．このままでは日本の開業助産所がなくなってしまうのではないか．それは本当に，もったいないことではないか．1人でも多くの女性に，この素晴らしい助産師たちのケアを受けてもらいたい．

すべての女性に助産師のケアを届けたい

　苦肉の策として，開業助産所の新しい方向性の1つとしての「産後ケア」を発案した．これがすべてを解決するわけではない．お産をしない助産師は，助産師ではない，と言われたりしたこともある．それでもなお，病院やクリニックでお産をした人たちが，開業助産師の手厚いケアを経験して，妊娠，出産，子育ての真髄を体験すること，丁寧に心を寄せられ，愛情をかけられ，ケアを受け，愛があふれるような状態になって退院していく産後ケアを夢見たのだ．この地平はまだまだ先にある．その地平は，助産所の出産の増加につながっていてほしい．

（福島 富士子）

第8章

なぜいま，助産なのか

魚は水が見えない

　この本でもすでに引用されているが，元世界保健機関（WHO）ヨーロッパ地域事務局母子保健部長であり，公衆衛生医として一貫して助産の働きと自然なお産を推進してきた，故 Marsden Wagner は 2001 年に『魚は水が見えない』[1] という論文を著している．アメリカの公衆衛生医であった Wagner は，もともとカリフォルニアでトレーニングを積んだ新生児科医であり，医師として働くうちに医療システム自体に疑問を抱くようになり，公衆衛生を志す．その後，ヨーロッパで自宅出産における助産婦（当時）の働きにふれてから，2014 年に亡くなるまで，一貫して midwifery，つまりは助産を，そして助産師の仕事の重要性を説き続けた．その経緯は，同じく助産の仕事の重要性を語り続ける人類学者，Robbie Davis-Floyd が編者となった著書『出産と権威的知識—異なる文化との出会いから Childbirth and Authoritative Knowledge：Cross-Cultural Perspectives（未邦訳）』に寄せた論文，『反逆者の告白 Confessions of a Diccident』[2] に詳しい．1996 年に WHO が出版した初めての正常産のマニュアル『Care in Normal Birth：A Practical Guide（正常出産時のケア：実践ガイド）』[3] には，Wagner が WHO ヨーロッパ地域事務局母子保健部長時代に企画したさまざまな仕事が反映されている．

　『魚は水が見えない』というタイトルの論文では，そのような Wagner が，私たちがいかに産科医療の環境を当たり前のこととして受け取っているか（受け取りすぎているか）を語る．出産する女性は，何より，「人間」なのであって，「機械」ではない．彼は，人類の半分である女性たちが，自分たちは弱くて，力がなくて，出産するには向いていない身体なのだ，だから，子どもを自分たちで産む力などないから病院に頼るしかない，と感じることがい

かに悲劇的なことか，という．お産の経験を通じて女性は強くなり，満ち足りてエンパワーされていく，ということを助産師は誰よりご存知だと思うが，そういう女性の経験こそが，われわれの社会を強くしていくのだから，「お産のときは，女の人にいい経験をさせてあげるほうがいいよね」などという軽い問題ではないのだ，と指摘するのだ．

　そうであるにもかかわらず，なぜ，今日，世界中の多くの国で，ほとんどの出産は，このようではない状況で行われているのか？　なぜ？なぜならば「水の中で泳いでいる魚は，水を意識して見る，ということができない」からである．医師であろうが助産師であろうが看護師であろうが彼らの経験はすべて，「病院」での経験に基づいており，高次の「医療介入」を経験しつつ行われる医療の中の出産しか見たことがないため，自分たちが行っている医療介入が，出産そのものにどんなに重要な影響を与えているのか，ということを意識することすら，できないからである．あたかも魚が水を意識できないように，私たちも，出産における「医療」を意識できない．病院で働いている医療関係者は（繰り返すが医師であろうが助産師であろうが看護師であろうが），医療介入のないところでのお産，というのがどういうものなのか，まったく知らない，想像することもできない，といってよい[1]．

Wagner はこのように書いた．同じような文脈で，WHO の文書にも，以下のように記されていることを指摘している．

　出産を「医療化する」とは，例えばこういうことである．お産する女性を，「あなたを助けます」という名目で，彼女自身が親しく安心に思うような環境から引き離し，会ったこともない奇妙な人に囲まれ，見たこともない奇妙な機械に囲まれ，変なものを使って変なことをするような状況におく，ということだ．女性の心と体をあまりにも妙な状況におくことになるから，彼女が自分自身でこの親密なお産をすることができなくなり，同時に，生まれてこようとしている子どもの状況も変えてしま

うことになる．結果として，医療介入がなかった頃のお産は，いったい，どのようなものであったか，ということはさっぱりわからなくなってしまうのである．ほとんどの医療関係者は，今や「医療的ではないお産」について知識がない．すべての産科学的および新生児学的知見や論文は，「医療的なお産」に基づいている，ということである[4]．

　ここに書かれていることがわかるだろうか．人間がもともともつ生理学的なプロセスに基づいた自然なお産，について，世界中の医療関係者は，ほとんど，何も知らない，ということ，である．「医療」の環境で教育され，「医療」の環境で働き，産科学と新生児学を前提とした出産しか経験する機会がないから，そういうものが存在しなかった頃にも，ほとんどの人間は生理学的プロセスに基づいて出産することができていた（だから，人類がここまで続いている）ということに気づくことができないシステムになっている，ということなのである．

　「助産」とは何より生理学的なプロセスの尊重，である．人間的な出産，とは，その生理学的プロセスが存分に発揮されるようにすることである．この本は「科学的根拠と助産」の本ではあるが，その生理学的プロセスの尊重とは，そもそも，科学的根拠という発想以前のことであることは頭においておいたほうがよい．

生理学的プロセスを引き出す知恵と科学的根拠

　科学的根拠とは何か，ということは，冒頭の章で説明した．コクランが提唱していた重要な主張に，人間には，生きようとする力，治ろうとする力がある，だから医療介入はできるだけしないほうがいいし，必要なときには，本当に科学的根拠があるものだけを行うべきで，科学的根拠があるかどうかはランダム化比較試験 randomized controlled trial（RCT）を使うべきだ，と言っていたことがあることを忘れてはならないと思う．

　お産をできるだけ人間的なものに，ということはつまり，今，医療の環境に囲まれて，医療が「魚にとっての水」のような，あって当たり前の環境に

なっていることをはっきりと意識して，医療の環境を当たり前としないような，人間の生理学的プロセスをあらためて尊重していこう，ということであり，どう考えても，その守り手は助産師しか，いない．これは当然，医療の排除ではありえない．どうしても必要なときにだけ，科学的根拠のある医療介入を用いる，ということは，医療による介入はできるだけ控えめで，謙虚なものでなければならないのだから，そのように行われるように，出産の生理学的プロセスを邪魔しうるような医療介入活動には，明確な科学的根拠を求めていく，ということこそが，助産研究の求めるところであろう．

　だから，何が生理学的プロセスであり，何が生理学的プロセスがよく機能するように人類が考えてきた「知恵」であるか，という「常識」を忘れないことである．例えば，ずっと昔から女の子が「お腹を冷やさないようにしなさいよ」とおばあちゃんに毛糸の腹巻きをつけなさい，といわれてきたことは，2020 年の段階で 50 歳以上くらいの方なら記憶にあるのではないかと思う．女の人はお腹を冷やしてはいけない，足首を冷やしてはいけない，と，いわれてきた．そんなこといっても，そんな言い伝えに科学的根拠があるのか，とかいって，疫学調査など企画しないことである．「お腹を冷やさないように腹巻きをする」は，あくまで生活の知恵であって，侵襲的な医療介入ではないからである．再度いうが，科学的根拠とは，昔からの生活の知恵に「やっぱり効果があるんだ」とお墨付きを与えるものではない．別にその生活の知恵が侵襲的なものでないなら，やってよいならやってみたらよいのだ．科学的根拠など必要ない．逆に昔からやってきた「知恵」かもしれないけれど，それが侵襲的なものであるなら，科学的根拠を求めて調査をして，「やめたほうがいい」と提案することもできる．（だから「女性性器切除」のような，侵襲的な伝統は，科学的な根拠をもって，反対することもできるわけである．）

　その生理学的プロセスがよく機能するように人類が考えてきた「知恵」の集積と担い手が伝統的な出産介助者であり，その人こそが産婆と呼ばれるようになったことを思い出すとよい．「青ヶ島」の出産についての章を今一度，読んでいただきたい．介助者は，手を出さない，つまり，母子にふれないままで，産む人，生まれてくる人を助けることによって安全をつくっていたの

である．この例は極端である，とおっしゃるかもしれないが，助産師という職業は近代医療職種であると同時に，人類の古層に続く，近代医療よりずっとずっと前からの知恵を引き継ぐ職業であることを思い出すことである．そして，その中で，引き裂かれざるをえない運命におかれている職種であることも．

生理学的プロセスを失うということ

　出産の生理学的プロセスを尊重し，「水」のようになった医療環境を相対化し，できるだけお産を女性の手に，人間の手に取り戻そう，という運動は，常に世界中で起こってきた．例えば，アルゼンチンでつくられた人間的な出産のための啓蒙ビデオは大変示唆に富んでいた．探せば，You Tube で配信されていたが，今は簡単に見つからないので，書いておこうと思う．

　そのビデオクリップはこんな感じである．ある男性が，公衆トイレと思しきところで，おしっこしようと思ってトイレに入る．男性用小便器の前で，さあ，おしっこしよう，と思うと，白衣を着てキャップをかぶり，手袋をつけた男性何人かが，おしっこしようとしている男性を取り囲み「セニョール（スペイン語で，男性に敬意をもって呼びかけるときに使う言葉），いやいや，この姿勢はいけない．ちゃんと仰向けにならないといけない」と言って，おしっこしようとしている（おしっこしようとしているだけ）男性を担ぎ上げ，分娩台に乗せ，仰向けにして，手術室用のキャップをかぶらせ，手を固定して，「さあ，足を開いて，その姿勢で！　いきんで！」と，男性介助者数名の見つめる中で，「はい，おしっこして！」と迫るのである．おしっこしようとしていただけなのに，分娩台に乗せられてしまった男性は「うわー，ぼく，おしっこしようとしただけなのに，うわー」と叫んでいる．「セニョール，叫ぶんじゃありません，静かにしなさい」と介助者が押さえつけている．数分のこれらの映像の最後に，「出産を人間的なものにしましょう」というテロップが流れるのである．

　もちろん，皆さん，想像すれば，というか想像しなくてもわかると思うけれど，生理的に排泄しようと思っているときに，みんなにワイワイ言われて，

衆目の下に晒されて，まともな姿勢も取れないと，危険な状況だ，ということでアドレナリンが高い状態になってしまって，おしっこやうんちするところではなくなるのである．これは，朝，忙しいから，ちょっとトイレに行きたくても，我慢して出かける癖をつけてしまう人が，容易に便秘になりやすいことと同じであろう．そうはいっても，生理学的プロセスだから，本当におしっこ，うんちをしなければならなくなれば，出すしかなくなるから，こういうところでおしっこ，うんちしたくないなあ，と思っても，することになるのは，病院や介護施設で排便器やおむつを使うのも，仕方がない，という状況を考えればわかりやすい．しかし，まあ，こういうビデオクリップを「人間的な出産」のプロモーションビデオとしてジョークのようにつくってしまうというのが，ラテンアメリカというところの懐の深いところなのである．日本では考えられない．

「ひと昔前」の人にとって，生理学的プロセスである出産は，感覚として，排泄とほぼ同義であったのだと思う．青ヶ島のお産の章を書いた松本亜紀は，お産の聞き取りをしようとして，島の女性たちにお産の話を聞かせてほしい，と言うと何度も「話すことなどない」「自然に出てくる」「1人で産むもんだ」と言われているのだが，これは出産を排泄と同じように考えていた，と思えば，よく理解できるだろう．私たちのところに，どこか知らないところからやってきた若い研究者が，「おしっこ，うんちするときの話を聞かせてほしいんですが」と言えば，「そんなこと，話すことはない」「勝手に出るものだ」「1人でするものだから」と言うであろう．それと同じだ．そんなプライベートなことをなぜ人に話さねばならないのか．誰だって1人でしていることだろう，と思うに違いない．

とはいえ，人間が人工的につくりこまれた環境に住まうようになれば，例えば，「うんち」だって，機械の助けなしにはできなくなるかもしれない，とは，容易に考えられる．自動的なビデ装置として1980年代に開発され，今や世界中の人を驚嘆させ，憧れさせている温水洗浄便座は，日本ではほぼ標準的な便器となりつつある．家庭で普及した後，店舗や列車などのトイレにも標準的に配備されるようになった．このトイレでないと「うんち」できない会社員の話も，実際に聞いた．便秘気味なので，お尻をピュッピュッと刺

激するとうまく排便できるのだという．そのようにしているうちに温水洗浄便座がないとうまく排便できなくなったから，海外赴任するときも，それを持って赴任した，と聞いた．そういう人が少なからずおられるのだろうと想像できたのは，数年前に，「排便を促すことを示唆する」温水洗浄便座が発売されたこともあったからである．そうか，このようにして，時代が進み，便利なものが増えてくれば「1人で排便」することが難しくなり，温水洗浄便座なしの排便が考えられなくなるのかもしれない．そして，時間が過ぎてゆき，2世代くらいたったら「昔の人は，何も使わないで，1人で“うんち”できたんですってよ，考えられないわね」「へえ，すごいことできたんですね」と言われるようになるのかもしれないのである．私たちが「お産は1人でするものだ」という女性の姿に驚き，若い女性たちの多くが「1人で子どもを産めると思っていない」と，現在，思うように．

　「排泄を科学的に間違いがないように，必ず衛生的な環境で適切に，安全を考えて誰かの介助のもとで」，などというとおそらく，多くの人が嫌だな，と感じると思う．いやいや，排泄と出産では，生命の危険がかかる，ということにおいて同じではないのだ，とおっしゃるかもしれない．おっしゃるであろう．それはそれで結構なのだが，もともと「女性は1人で子どもが産める」は，「人間は1人で排泄できる」と同義であったと考えると，わかりやすい，ということを考えてみよう，といっているのである．生理学的プロセスとして排泄できるのだから，基本的に生理学的プロセスとして出産できる．青ヶ島の女性たちが言うように「出てくるもんだ」，なのである．他の動物たちが介助者なしでやっているように．

　いやいや，ヒトは万物の霊長なのであって，他の動物とは違う，という説も，あるにはあった．「ヒトは直立歩行するようになって，産道が狭くなり，児は，回旋して降りてこなければならない．回旋して出てくるから母親に背中を向けて娩出されることになる．他の霊長類ではそういうことはない，他の霊長類では回旋しないから，子どもは母親のほうを向いて生まれてくるので，母親は産んですぐ自分で子どもを抱き上げることができて，授乳を始めることができる．このように人間は直立歩行したことで産道が狭くなって子どもが回旋しないと出てこなくなったから，だからこそ，介助者なしに産む

ことはできず，そこに産婆という近代最古の職業が生まれ，人間の共助の精神の基礎ができてくるのである」という，実にまことしやかな説は，『Nature』という大変高名な科学雑誌に掲載されたトリーバスンらの論文によって，いったん，示された[5]．だから人類学の分野の研究者に「人間は1人で産めない，ということで，いいんだよね」と言われたこともあるくらいで，数多の開業助産師の皆さまと親しくお付き合いさせていただいている筆者は，助産所でのお産を知っているので，「いやいや，女性は1人で産めますよ，誰も手出ししなくても，静かな環境で見守られていれば自分の力で産める」と言って，ちょっとびっくりされたこともある．

　実は，以上のトリーバスンらの指摘は日本の霊長類学者らによって，明確に異論が呈されていることを強調したい．個体識別をすることにより日本の霊長類学は世界に冠たるものになったことはよく知られていると思うが，その日本の霊長類学の粋を集めたような研究所が製薬会社林原の付属研究所として，存在したことがある．そこでは人間とチンパンジーが一対一の関係を築くような飼育をしていたゆえに，世界で初めて，チンパンジーの出産のプロセスをつぶさにビデオに収めることができた．チンパンジーもまた，人間と同じように回旋して生まれてくる．そして，出てきた児は，母親に背中を向けていることが観察されたのである．このことはすでに文字通り「人間だけがユニークなわけではない」というタイトルの論文として，上記のトリーバスンらの論文以降に，科学界に発表されている[6]．チンパンジー以外の霊長類の出産については詳細な報告はないが，少なくとも，「ヒトだけではない」ことがすでに提示されているのである．

▌「生の原基」の守り手

　ともあれ，出産の生理学的プロセスを尊重しようとすることこそが，「助産」の本質であり，その生理学的プロセスの守り手こそが助産師なのである．生物として生まれた人間は，産む力があり，生まれてくる子どももまた，生まれてくる力がある．その力を信頼し，その能力を十全に生かすことができるようにすること．そのために営々と努力し研究を重ねてきたのが「助産」

の歴史なのである．そうはいっても，ある時点で，産婆たちは近代的医療職種の1つである助産婦，とアップグレードされていく国が多かった．日本もそうである．近代医療とは，ピースミールエンジニアリングとしての近代科学を基礎としているから，細胞のレベルに至るまで人体をミクロに割ってゆき，死と痛みを遠ざけることがその役割とされているのだから，人間のもともともっていた力を，その全体性と関係性の中でより生かす，という「助産の本質」とは，おのずから拮抗せざるをえない．近代医療の施設である病院という場所で，助産師が働くことがどうやっても，難しく，悩みを抱えることになる，つまりは「私は助産師としてここでいったいどうやって働いていったらいいのか，私の考える助産の理想をここでは体現できない」と悶々とするのも，ゆえあることで，助産師はその成り立ちからして，矛盾している．ピースミールエンジニアリングとしての近代医療と，ヒトのもともともつ潜在能力発揮を目標として全体性の中で動こうとする助産の本質とは，そもそも拮抗し矛盾するものなのである．矛盾があるところで，矛盾を抱えながら，悩みながら仕事をすることは，人格の陶冶につながることを，人間の歴史が証明しているように，病院で悩みながら仕事をすることは，助産師たちの人格が高潔になっていくことの一助とはなれど，「助産の本質」を追求することは，ただ，難しいということがわかるだろう．

　そのような状況の中に，日本の助産所がある．第2章，第3章で述べられたように日本の助産所のようなところは日本にしかない．2020年9月現在，第三次病院における出産が明瞭な科学的根拠もなしに推進されていく中，もともと少なかった助産所における出産は減り続けている．閉業する助産所も増えている．しかし，この日本独特の場は，減っても減っても，なんとか残ってほしいし，残さねばならないと思う．「魚は水が見えない」状態で育ってくる助産師をはじめとする学生の実習のために，本質を見るために，世界の人に見てもらい，考えてもらうために．無形文化遺産として残ってほしいと思うくらいだ．そこには科学的根拠以前の人間の生理学的な出産を尊重する姿があるのだ，というのがこの本の重要な主旨でも，あった．

　　あらゆる文明は生の原基の上に，制度化し人工化した二次的構築物を

たちあげる．しかし，20世紀末から21世紀にかけてほど，この二次的構築物が人工性・規格性・幻想性を強化して，生の原基に敵対するようになったことはない．一切の問題がそこから生じている[7]．

最後に，歴史家，渡辺京二の文章をあげておく．「生の原基」とは耳慣れない言葉であろうと思う．「生の原基」とは，渡辺の説明によると，自然や仲間との相互交渉のうちに存在し，政治や思想や法，それに行政組織などのいわゆる上部構造物とほとんど関係なく過ごされる，時代や文化が変わろうとも，変わることのない人間の生のありようである，という．言葉遣いは難しいのだが，助産師の皆さまには直感的によくわかるものなのではないかと思う．

なぜ，いま，助産なのか．助産は，「生の原基」を支える学問体系であり，助産師は「生の原基」の守り手であるからなのである．

（三砂 ちづる）

【文　献】

1) Wagner M：Fish can't see water：the need to humanize birth. International Journal of Gynecology & Obstetrics, 75（Suppl1）, p.S25-S37, 2001.
2) Wagner M：Confessions of a Diccident. Childbirth and Authoritative Knowledge：Cross-Cultural Perspectives. Davis-Floyd RE ed, University of California Press, 1997.
3) World Health Organization：Care in Normal Birth：A Practical Guide. World Health Organization, 1996.（WHO：WHOの59カ条　お産のケア実践ガイド．戸田律子訳，農山漁村文化協会，1997.）
4) World Health Organization：Having a baby in Europe. World Health Organization European Regional Office, 1985.
5) K. R. ローゼンバーグ，W. R. トリーバスン：出産の進化．日経サイエンス，32（4），p.44-49, 2002.［Rosenberg KR, Trevathan WR：The Evolution of Human Birth, Scientific American, 285（5）, 2001.］
6) Hirata S, Fuwa K, Sugama K, et al：Mechanism of birth in chimpanzees：humans are not unique among primates. Biology Letters, 7（5）, p.686-688, 2011.
7) 藤原書店編集部：心に残る藤原書店の本．藤原書店，2010.

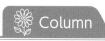

お産の本質とは何か

野生に入り込む

　女性は自然の陣痛で子どもを産むとき，そのときに，そのときだけ野生の世界を体験する．自分でも予期しなかったようなすさまじいエネルギーと，自分の声とは思えないような呻き声，叫び声が身体の奥底から湧いてくるのだ．今まで生きてきた世界と異なる次元に入り込み，子どもを生み出す．赤ん坊もまた母親と呼吸を合わせて，このときを通過する．この体験は自然出産でしか味わうことはできない．

　本来，女性は産む力をもっていて，この力を最大限に引き出せる身体と心があれば，誰の助けも借りずに赤ん坊を自らの力で産み出すことができる．自然のお産を扱っていると，誰の力も借りずに自らの境地に突然入り込んで産み出すお産に出会う．

　多くの場合，女性はこの境地に入ることが恐ろしく，躊躇する．その入り口で少し手をお貸しするのが助産師ではないかと感じている．

野生の瞬間を体験するには

　残念ながら，病院で行う出産は，いわば，野生の世界に入り込もうとするまさに最後の瞬間に分娩台の上で医療者にとって扱いやすい姿勢を取らなければならない．そのため現実社会に引き戻されて，野生の世界に入ることができなくなってしまう方が多いのだと思う．そのためにさまざまな医療介入が必要になってくるのが現実だ．

　また，助産所での出産であっても，自らこの世界に入り込むことをためらい，躊躇している方，入り込むための身体と心の準備ができていない方もいる．

　この野生の瞬間に入ることを楽しみにして，その準備をしていくことができれば，この素晴らしい瞬間は誰にでも開かれている．この瞬間はすべての世界が１つになり，つながり，自らが自然の一部だと実感する素晴らしいものだ．そして女性にしか，出産する瞬間にしか，味わうことができない．

　この瞬間を体験することで，今までの出来事をすべてリセットし，次のステージに入っていくことができる．助産師として，この瞬間をすべての女性に味わってほしいと願ってやまない．

（宗　祥子）

資　料　助産をめぐる主な出来事

西暦（和暦）	主な出来事
1899（明治32）年	●7月，産婆規則が公布される．産婆教育が全国的に統一され，業務と身分が確立した．
	●9月，産婆試験規則公布，産婆名簿登録規則公布．
1912（明治45）年	●6月，私立産婆学校産婆講習所指定規則制定．教育の指定要件が明らかになる．
1942（昭和17）年	●7月，「妊産婦手帳規定」公布により，妊娠の届け出および妊産婦手帳制度が提唱され，世界初の妊産婦登録制度が開始された．
1945（昭和20）年	●この年，連合国軍総司令部（GHQ）公衆衛生福祉局（PHW）の初代看護課長 Grace Elizabeth Alt 大尉が着任．Alt は，ジョンズ・ホプキンス看護学院卒で，公衆衛生学専攻の保健婦．日本の産婆に対する理解は乏しく，産婆による家庭分娩を問題視した．
1946（昭和21）年	●この年，Alt 大尉は，病院，保健所，教育機関等の視察調査を行った後，看護制度改革に着手．保健婦，産婆，看護婦の3つの職能団体が統合され，「日本産婆看護婦保健婦協会」（翌年6月，「日本助産婦看護婦保健婦協会」へ改称，現在の日本看護協会）が新設．産婆職能は「産婆部会」として設置された．
1947（昭和22）年	●3月，厚生省に児童局が設置され，母子衛生課が新設された．初代母子衛生課長は瀬木三雄．
	●5月，産婆規則が助産婦規則に改正される．内容の変更はなく，「産婆」の名称を「助産婦」に，「産婆名簿」を「助産婦名簿」に，「産婆試験」を「助産婦試験」に改めた．
	●5月，日本国憲法施行．
	●6月，「日本助産婦看護婦保健婦協会」（日本産婆看護婦保健婦協会改称，現在の日本看護協会）が設立された．社団法人認可．
	●7月，保健婦助産婦看護婦令公布．GHQ が保健婦，助産婦，看護婦の職種の一本化を目指した「保健師法案」の趣旨を引き継ぎ，保健婦規則，助産婦規則，看護婦規則は廃止されることとなった．
	●12月，児童福祉法が公布され，「妊産婦手帳」が「母子手帳」となった．
	●この年，出生率34.3（人口千対）．
	●1947（昭和22）〜1949（昭和24）年，第1次ベビーブーム．

西暦（和暦）	主な出来事
1948（昭和23）年	●1月, 寿産院事件が発覚. 助産婦とその夫が預かった子ども203人中85人を餓死あるいは凍死させた容疑で逮捕された.

●3月, 助産婦の業務に関する広告を取り締まる厚生省令が制定された.

●5月, 日本助産婦会が解散.
〈GHQによる看護制度改革〉
　PHWが目指した看護制度の二本柱, 保健婦助産婦看護婦法の制定と, 日本助産婦看護婦保健婦協会を三婦の唯一の職業団体とするという構想が生まれた. 1年後, 実際に機能していた日本助産婦会は, 外的圧力によりつぶされていった.
　この2つの制度改革に関わったPHWの担当官のほとんどが看護婦か保健婦であり, 日本の助産婦に対して理解がなかった.

●6月, 予防接種法公布.

●7月, 保健婦助産婦看護婦法公布. 厚生省に看護課が設置され, 看護の行政組織が整備された.
〈保健婦助産婦看護婦法の特徴〉
　①三職種が看護職として, 医療・公衆衛生の普及向上をはかることを目的とする.
　②保健婦, 助産婦の資格を得るには, 看護の資格をもつことが条件となった.
　③免許を受けられる資格のレベルアップがはかられた.
　　・文部大臣の指定した学校で3年以上, 看護婦に必要な学科を修めた者, または厚生大臣の指定した看護婦養成所を卒業した者で, 文部省の指定した学校で6ヵ月以上, 助産に関する学科を修めるか, 厚生大臣の指定した助産婦養成所を卒業し, 助産婦国家試験を受ける.
　　・助産婦の場合, 通常, 高等学校卒業後4年の修業年限となり, 新制大学と同様の年限を要し, 専門科目が多い, 高度の専門教育となった.
　④試験の施行, 登録管理が, 都道府県知事から厚生大臣の管轄となり, 全国一区の国家試験が施行されるようになった.
　⑤旧規制では就業を条件とする業務免許であり, 3年間業務を営まない場合, 登録を取り消されたが, 新制度では就業を問わない資格免許となった. 厚生省が全国一括して管掌し, 登録後は終身資格が与えられることになった.

●7月, 優生保護法公布.

●7月, 医療法, 医師法, 歯科医師法公布. |

西暦（和暦）	主な出来事
1949（昭和24）年	●2月，母親学級モデルスクールを開催．講師はGHQのEnid Mathison助産婦担当官． 〈Enid Mathison〉 　Enid Mathisonは軍看護婦で，母子専門ではないが，グラニィミッドワイフ（かつてアメリカに存在した，十分な教育を受けていない，いわゆる「取り上げ婆」）が多いフロリダ出身であった．優れた異文化理解力をもち，全国で多くのお産を見て回り，日本の現状を勘案した結果，助産婦による家庭分娩の存続を受け入れざるをえないと判断．その後は，助産婦の再教育と妊産婦教育に熱心に取り組んだ． ●5月，保健婦助産婦看護婦学校養成所指定規則が公布，施行．助産婦教育の教育課程が示される．入学資格は看護婦国家試験受験資格者（ダイレクトエントリーではない），教育期間1年，学科680時間，実習42週，分娩取り扱いは1名の学生に10回以上，うち7回は病院で介助（医師または助産婦の指導のもと行う）． ●7月，『母子衛生の主なる統計』創刊．
1950（昭和25）年	●8月，Alt大尉の下に看護制度審議会が設置され，三職種の法整備を目指して看護制度の改革がはかられた．
1951（昭和26）年	●3月，保健婦助産婦看護婦法改正案が可決．看護婦の甲種乙種の別を廃止し，准看護婦制度が新設された．4月公布． ●7月，「日本助産婦看護婦保健婦協会」が「日本看護協会」と改称．助産婦職能は「助産婦部会」として設置された． ●8月，保健婦助産婦看護婦学校養成所指定規則が一部改正される．助産婦の教育期間は6ヵ月以上，学科370時間，実習21〜22週となった． 〈保健婦助産婦看護婦学校養成所指定規則〉 　第3条4　各科目を教授するのに適当な教員を有し，かつ，そのうち三人以上は助産婦の資格を有する専任教員とし，その専任教員のうち一人は教務に関する主任者であること． ・この規則の審議の中で，産婦人科医であった久慈直太郎から「産婆が産婆を教えられるものか」という意見があがった．これに対して，当時，厚生省医務局看護課の看護技官であった伊藤（鈴木）隆子は，「医師には理論を学んだが，臨床の出産介助などについては本当に教えてもらったのは産科婦長らの先輩であり，これが実際に役立っている」と答弁した［伊藤（鈴木）隆子は後に日本助産婦会会長，母子保健研修センター助産婦学校校長を務める］． ・従来，1912（明治45）年公布の私立産婆学校産婆講習所指定規則により，医師による産婆教育がされていたが，ここに初めて，自ら教育を計画し実施する責任と権限が，助産婦に与えられた．

西暦（和暦）	主な出来事
1951（昭和 26）年	●10 月，受胎調節指導実施を閣議で了承．世界で初めて家族計画が国策として取り上げられた．
1952（昭和 27）年	●12 月，第 1 回助産婦国家試験が実施される．受験者 8 名であった．
	●この年，受胎調節指導員の認定講習が開始される．
1954（昭和 29）年	●4 月，日本家族計画普及会（現・日本家族計画協会）が発足．
	●9 月，国際助産婦連盟 International Confederation of Midwives（ICM）設立総会に，横山フクが，日本看護協会代表として派遣される．
1955（昭和 30）年	●1 月，日本看護協会会員の助産婦の大多数が協会を脱会．
	●5 月，日本助産婦会設立，会長横山フク．
	●10 月，東京で国際家族計画会議が開催．
	●この年，出生率低下が顕著となる．人工妊娠中絶の件数が増大し，大きな問題となった．
1960（昭和 35）年	●4 月，国民健康保険法が改正され，国民皆保険が実現される．
	●この年，自宅出産が 49.9％であり，施設分娩が過半数（50.1％）に達する（内訳：病院 24.1％，診療所 17.5％，助産所 8.5％）．急増する病院内出産に助産婦不足が深刻化した．
1962（昭和 37）年	●この年，愛知県の産婦人科医師グループにより「産科看護婦」の養成が始まる．助産婦の絶対的不足と医師の側からの要請が背景にあった．
1964（昭和 39）年	●4 月，保健婦，助産婦の 2 つの国家試験を同時に受験する資格を 1 年間で取得できる，保健婦助産婦合同教育課程が設立される［最も多いときは 1973（昭和 48）年，74（昭和 49）年の 20 校］．
	●この年，乳幼児死亡率がアメリカを下回る．
	●この年，日本母性保護医協会が，「産科看護婦」を「日母産科看護婦」として認定することを決定．1965（昭和 40）年より登録が開始された．なお，日母産科看護婦は国家資格・都道府県資格などの公的資格ではなかった．入学資格は看護婦・准看護婦だが，「入学資格に欠ける者でも，成績優秀にして教科課程習得に支障なしと所属病院長の推薦する者については，特別詮衡のうえ入所を許可することができる」と，開学当初から医療資格がない者の入学枠があった．1975（昭和 50）年頃までには，入学者の 2 割を上回る医療無資格者が入学・卒業した．

西暦（和暦）	主な出来事
1965（昭和40）年	●8月，「母子保健法」公布（「児童福祉法」から独立）．児童福祉法，予防接種法，母子保健法のもと，母子保健施策の整備・充実をはかる．「母子手帳」は「母子健康手帳」に名称変更された． ●8月，自宅出産が16.0%，施設分娩の割合が84.0%（内訳：病院36.8%，診療所34.3%，助産所12.9%）となる． ●この年，全国助産婦教育協議会が発足［2002（平成14）年，全国助産師教育協議会に改称］．
1968（昭和43）年	●この年，日本助産婦会が『助産婦業務指針』を作成．職種の確立や待遇改善の基盤となった．
1970（昭和45）年	●この年，生後1ヵ月時点での母乳育児率が，最低の約3割になった．1960（昭和35）年には7割を超えており，1980（昭和55）年に4割強まで回復したが，1990（平成2）年にはまた若干低下している． ●1970年代はじめ，助産婦の三森孔子が，ラマーズ法を日本で紹介．
1971（昭和46）年	●2月，保健婦助産婦看護婦学校養成所指定規則の改正（第1次カリキュラム改正）．「母子保健学」を教育の骨子として学問体系が組み立てられた．助産婦の教育期間が6ヵ月の場合は科目360時間，実習360時間，合計720時間，1年の場合は科目435時間，実習720時間，合計1,155時間． ●1971（昭和46）～1974（昭和49）年，第2次ベビーブーム．
1977（昭和52）年	●この年，日本の平均寿命が世界一になる．
1978（昭和53）年	海外　9月，旧ソ連邦のアルマ・アタ（現・カザフスタン共和国）で開かれた世界保健機関（WHO）と国連児童基金（UNICEF）による合同会議におけるアルマ・アタ宣言の中で，プライマリー・ヘルス・ケアの概念が初めて定義され，「2000年までにすべての人に健康を」という目標が定められた．
1979（昭和54）年	海外　12月，国連で女子に対するあらゆる形態の差別の撤廃に関する条約（通称：女子差別撤廃条約）が採択される．ただし，母性の保護を目的とする特別措置は，差別とはみなされないとしている．

西暦（和暦）年	主な出来事
1980（昭和55）年	●3月，お茶の水女子大学の同窓会館で，「お産の学校」第1期講座が開講．当時，ラマーズ法はあまり知られていなかったが，新聞で4段抜き記事で紹介され，大変な注目を集めた． 　〈自然分娩〉 　　分娩台に固定され，医療者任せで分娩が処置される病院出産に対する不満の声もあり，出産に主体的に取り組もうとする前向きな考えは，自然な出産の代名詞ラマーズ法の登場とともに広がった．今では，自然分娩といえば，ラマーズ法に限らず，ソフロロジー，アクティブバース，水中出産，リーブ法，ヨガ式，フリースタイルなどさまざまな方法がある．
1984（昭和59）年	●5月，日本看護協会総会で「看護教育を4年制大学とし，保健婦，助産婦，看護婦の免許・業務を統合して，名称を看護師とする」という一本化が，助産婦の反対にもかかわらず決議された． 　海外　6月，フランスの産科医で，水中分娩の提唱者であるMichel Odentが『Birth Reborn』を出版．人間が元来備える自然な出産の力に，オキシトシン等，生理学的に分泌されるホルモンがよい影響を与えることを繰り返し語った．
1985（昭和60）年	海外　4月，「出産のための適切な科学技術についての地域間共同会議」がブラジルで開催され，科学的根拠に基づいた「WHO出産科学技術についての勧告」が出される．ルーティンとなっている産科医療介入のうち，十分な科学的根拠が示されていないものが多い現状に対する勧告であった．この会議で中心となったWHOヨーロッパ地域事務局母子保健部長のMarsden Wagnerは，会議の結果を『Pursuing the Birth Machine：The Search for Appropriate Birth Technology』（1994年）としてまとめる（WHO勧告にみる　望ましい周産期ケアとその根拠）．この報告書は，1996年発行の『Care in Normal Birth：A Practical Guide』（正常出産時のケア：実践ガイド）の基となる． ●この年，「男女雇用機会均等法」が制定され，国連で1979（昭和54）年に採択された女子差別撤廃条約へ批准．日本では，批准にあたり「国籍法」，「男女雇用機会均等法」が整備された．また学校教育で男女別履修だった家庭科や技術科が，文部省「家庭科教育に関する検討会議」を通じ，1993（平成5）年に中学校で，1994（平成6）年に高校で家庭科が男女必修化された．
1987（昭和62）年	海外　2月，ケニアで開催された「安全な母性のための国際会議」（ナイロビ会議）での議論をもとに，女性の安全な妊娠，出産を目的とした，Safe Motherhood Initiative（安全な母性イニシアチブ）が提唱され，「2000年までに妊産婦死亡率を半分にする」ことを目標に掲げた．その戦略として，妊産婦の主要な死因である産後の出血，遷延分娩，子癇，産褥熱，人工妊娠中絶の合併症に対応しうる基礎的産科ケア［または必須産科ケア essential obstetric care（EOC）］に焦点が当てられた．

西暦（和暦）	主な出来事
1987（昭和 62）年	●3 月，日本助産学会が発足．助産ケアの効果を科学的に立証することと，学術的な成果の集結を通じて，質の高いケアを提供する専門職能としての助産婦の役割や業務を明確にすることを目的としている．助産職存亡の危機感も，学会発足の気運を高めた．
1988（昭和 63）年	●5 月，自民党の看護問題小委員会（代表：石本茂）は，保健婦と助産婦の資格を男性にも取得できるよう保健婦助産婦看護婦法の改正案を臨時国会に議員立法として提出することを決定した．しかし，この法改正案の中で，助産婦に関して，日本助産婦会，全国助産婦教育協議会などの団体が反対の意向を示し，国会提案が白紙撤回された．
1989（平成元）年	●3 月，保健婦助産婦看護婦学校養成所指定規則改正（第 2 次カリキュラム改正）．看護課程では，男子学生の母性看護学実習が必修となり，男女区別が廃止された．助産課程では，「助産学」を教育の骨子として学問体系が組み立てられた．助産婦の教育期間は 6 ヵ月，科目 360 時間，実習 360 時間，合計 720 時間となる． 〈助産学〉 　「助産業務のすべてにかかわる実践の科学的根拠を提供し，人文，社会，自然科学等に渡る広範囲な科学を応用する学際的分野」と規定された． ●この年，合計特殊出生率（TFR）が 1.57 と，「ひのえうま」により過去最低であった 1966（昭和 41）年の TFR 1.58 を下回ったことが判明し，出生率の低下が問題として認識された．
1990（平成 2）年	●この年，施設分娩の割合が 99.9%（内訳：病院 55.8%，診療所 43.0%，助産所 1.0%），自宅出産は 0.1% となる．
1991（平成 3）年	●7 月，助産婦学校・養成所の学校数（全 80 校）．大学院 0 校，大学専攻科・別科 0 校，大学 5 校，短期大学専攻科 28 校，専修学校 47 校． 海外　7 月，UNICEF・WHO は，「母乳育児成功のための 10 ヵ条」（1989 年 3 月発表）を採用・実践する病医院・産科施設に対し，「赤ちゃんにやさしい病院 Baby Friendly Hospital」として認定することを決定．
1992（平成 4）年	海外　この年，コクラン共同計画 Cochrane Collaboration が設立．イギリスの国民保健サービス National Health Service（NHS）の一環として始まった活動で，無作為化比較試験を中心とした試験で得られたエビデンスを，システマティック・レビューにより編さんし，その結果を医療関係者や消費者に届け，意思決定に供することを目的に，世界展開している組織である．

西暦（和暦）	主な出来事
1993（平成5）年	● この年，助産婦ネットワーク JIMON（Japan Independent Midwife Organized Network）が，自立した助産婦の相互理解と支援を目的に，現役助産婦5名により設立．産む人と医療者をつなぐネットワーク REBORN も，『優しいお産を目指す情報紙 REBORN』を発行して活動を開始．その後，JIMON と REBORN が強い求心力をもちながら，日本全国でアクティブバースや「いいお産」に関するイベントを開催するようになっていく． ● この年，日本赤十字社医療センターで，フリースタイル出産や，より快適な分娩室の環境整備が導入されたことを契機に，全国の病院でも安全で安楽な出産の導入が広まる． 〔海外〕　この年，ブラジルの医療関係者による「出生と出産のヒューマニゼーションネットワーク（REHUNA）」が設立される．
1994（平成6）年	〔海外〕　9月，エジプト，カイロで開催された国際人口開発会議［カイロ会議，International Conference on Population and Development（ICPD）］で，リプロダクティブヘルス/ライツ（性と生殖に関する健康/権利）の促進と，女性のエンパワメント（地位や能力の向上）が提唱された．
1995（平成7）年	〔海外〕　5月，中国，北京で開催された世界女性会議（北京会議）で，リプロダクティブライツが女性の人権の一部であることが採択文書に明記され，性と生殖に関する男女の平等な関係，同意，共同の責任が広く認識された．
1996（平成8）年	● 8月，保健婦助産婦看護婦学校養成所指定規則一部改正（第3次カリキュラム改正）．時間制から単位制となる．科目14単位，実習8単位，合計22単位． ● この年，厚生労働省は「総合周産期母子医療センター」を全都道府県に最低1ヵ所整備する計画を進めることとした． 〈総合周産期母子医療センター〉 　危険な状態にある妊婦や胎児の処置にも対応できる高度な機能をもった拠点医療施設．国の指針で，都道府県の人口等に応じ適切な病床数を確保することを基本とし，「母体・胎児集中治療管理室 maternal fetal intensive care unit（MFICU）」は6床以上，「新生児集中治療管理室 neonatal intensive care unit（NICU）」が9床以上など，設備の基準が定められている． 〔海外〕　この年，WHO が初めて正常産ガイドライン『Care in Normal Birth：A Practical Guide』を出版． 〔海外〕　この年，ブラジル，セアラ州で JICA 家族計画・母子保健プロジェクト（光のプロジェクト）が開始．
1997（平成9）年	● 4月，私立の医療技術短期大学助産課程に男子1名入学（その後，国立の医療技術短期大学助産学専攻に男子1名入学）．

西暦（和暦）	主な出来事
1997（平成 9）年	●10 月，日本看護系大学協議会が，男子学生への助産婦国家資格付与に関する要望書を文部・厚生大臣他へ提出．
	海外　10 月，Safe Motherhood 10 年目のレビューとしてスリランカで開催された「安全な母性に関する技術諮問会議」（コロンボ会議）で，妊産婦死亡率の改善が思わしくない状況に対し，「伝統的産婆 traditional birth attendant（TBA）のトレーニングは資源の無駄である」と議論される．この会議を契機に，伝統的産婆による出産を推奨しない国が増加．有資格の熟練した分娩介助者 skilled birth attendant（SBA）による分娩，緊急産科ケア emergency obstetric care の普及が推奨された．
1998（平成 10）年	●3 月，全国助産婦教育協議会が男性の助産学教育に予測される問題を検討．
	●12 月，日本助産学会が「日本の助産婦が持つべき実践能力と責任範囲」を策定．
1999（平成 11）年	●6 月，男女共同参画社会基本法公布．
	●12 月，総合的な少子化対策の指針として「少子化対策推進基本方針」を策定．以後，「新エンゼルプラン」，「仕事と子育ての両立支援策の方針について」[2001（平成 13）年 7 月閣議決定] に基づく「待機児童ゼロ作戦」等により，子育てと仕事の両立支援を中心として，子どもを産みたい人が産み育てやすいようにするための環境整備に力点がおかれるようになった．
	●この年，男性助産士導入反対グループが「助産婦資格の男性への対象拡大を慎重に」とする要望書を 26,000 余名の署名とともに厚生・文部大臣へ提出．
2000（平成 12）年	●この春，男性助産士導入問題に関し，第 147 回通常国会への保健婦助産婦看護婦法の改正案提出は，反対派の動きから見送られた．その後，11 月，「保健婦助産婦看護婦法の一部改正案」を議員立法で臨時国会に提出するも，時間切れで審議未了の廃案にて，第 150 回臨時国会閉会．2001（平成 13）年の第 151，152 回国会でも見送られ，最終的には第 153 回臨時国会で保健婦→保健師，助産婦→助産師，看護婦→看護師への呼称変更のみで決着をみた．
	海外　9 月，ニューヨーク国連本部で採択された「国連ミレニアム宣言」のもと，国際社会共通の目標としてミレニアム開発目標 Millennium Development Goals（MDGs）がまとめられた．2015 年までに達成すべき 8 つの目標を提示．助産と関連する目標は，下記のとおり． 目標 4　2015 年までに 5 歳未満児の死亡率を 1990 年の水準の 3 分の 1 にまで引き下げる． 目標 5　2015 年までに妊産婦の死亡率を 1990 年の水準の 4 分の 1 に引き下げる．

西暦（和暦）	主な出来事
2000（平成 12）年	●11 月,「第 1 回 出産のヒューマニゼーション研究会」（代表/進純郎）が開催される.
	海外　11 月,「第 1 回 出生と出産のヒューマニゼーション国際会議」がブラジルのセアラ州で開催される［ブラジルの医療関係者による「出生と出産のヒューマニゼーションネットワーク」（REHUNA）主催, JICA・ブラジル保健省協賛］. この会議を機に,「ラテンアメリカ＆カリブ　出生と出産のヒューマニゼーションネットワーク（RELACAHUPAN/LA RED）」が設立される. その後, 国際会議は, 第 2 回（2005 年, リオデジャネイロ）, 第 3 回（2010 年, ブラジリア）, 第 4 回（2016 年, ブラジリア）と開催されている.
2001（平成 13）年	●2 月, 産科看護婦問題が国会で取り上げられる. その後, 10 月には産科看護婦（無資格者）による医療行為の恐れがあり, 厚生労働省が調査. この頃, 静岡地裁では産科看護婦が関係した医療過誤訴訟が係争中. 1988（昭和 63）年, 静岡県富士市の産婦人科で, 無資格の産科助手（産科看護婦）が分娩介助をし, 新生児は非常に状態が悪く, 出生後 2 時間で死亡した. 同様なケースが 3 件ある. 〈「産科看護婦」をめぐる問題〉 　1997（平成 9）年, 日本母性保護産婦人科医会（日母）産科看護学院の無資格者による医療行為や, 産科看護婦, 産科准看護婦が分娩介助等の助産行為を行っている疑惑から, 厚生省看護課が日母に無資格者の実態公表を求めた. 　日母は, 産科看護学院の卒業者数について, 1963（昭和 38）年より 1996（平成 8）年までに合計 22,781 名（内, 産科看護助手は 1,992 名）が卒業し, 産科看護助手から看護婦または准看護婦の資格をとって「産科看護婦」となった人が 110 名,「産科准看護婦」となった人が 73 名と公表. 1997（平成 9）年の就業者数は産科看護婦 3,597 名, 産科准看護婦 3,578 名, 産科看護助手 750 名であると回答した. 　「産科看護婦, 産科准看護婦に助産行為をさせているか」との厚生省の質問については,「させていない」が 26 支部,「かつてさせたことがあるが現在はさせていない」が 10 支部,「させている」はなし, と回答. しかし, 1999（平成 11）年, 日母は「分娩介助とは会陰保護を行う頃, すなわち児娩出の時期の行為であり, 分娩第 1 期の経過観察を含むものではない」と定義している. 　1997（平成 9）年, 日母産科学院の入学資格から無資格者が初めて除外された. 名称も「日母産婦人科看護研修学院」と改称する. 　2002（平成 14）年 11 月, 厚労省は, 産婦への内診, 産婦への会陰保護等の胎児娩出介助, 胎盤娩出介助は, 保健師助産師看護師法の規定する助産であり, 助産師または医師以外の者が行ってはならないと全国に発信.

西暦（和暦）	主な出来事
2001（平成13）年	2005（平成17）年3月，厚労省からの「法律違反」に関する通達を受け，日母本部は，日母産婦人科看護研修学院の廃止を決定．
2002（平成14）年	●1月，「日本の将来推計人口」が発表され，少子化の主たる要因とされていた晩婚化に加え，「夫婦の出生力そのものの低下」という新しい現象が見られ，現状のままでは，少子化が今後いっそう進行していくだろうと指摘された．出生数は1,156,000人で，出生率（人口千対）は9.2. ●9月，厚生労働省が今後の政府の基本方針として「少子化対策プラスワン」を取りまとめた．妊娠・出産の経過に満足することがよい子育てにつながることから，「いいお産」に関する情報提供のためのプログラム開発など，安全で快適な「いいお産」の普及をはかるとともに，子どもをもちたいのに子どもができない場合に不妊治療を受けるケースが多くなっていることを踏まえ，子どもを産みたい方々に対する不妊治療対策の充実と支援の在り方について検討することが盛り込まれている． 海外　この年，ICMが「基本的助産業務に必須な能力」を定める．以降，2010年，2013年，2019年に改訂版を発表．
2003（平成15）年	●12月，厚生労働省の研究班が，安全な出産には，オープンシステムの導入が望ましいと提言．その直後に発表された「厚生労働大臣医療事故対策緊急アピール」の中にも，施策の1つとして，地域の中核となっている周産期医療施設のオープン病院化の研究を進めることが盛り込まれた．産科医師数の減少に伴い，地域でお産ができる医療機関数が減少するなど，地域での産科医療を取り巻く状況に大きな変化が起こっている．このような中で，安全・安心な周産期医療体制の確保をはかるため，ハイリスク分娩などを受け入れることが可能な地域の中核病院を中心とした周産期医療のモデル事業（出産の集約化）を行うものである． 〈オープンシステム〉 　連携病院の医師や助産師が基幹病院に出向き分娩を管理する場合は「オープンシステム」，分娩を基幹病院スタッフに任せる場合は「セミオープンシステム」と呼ぶ． ●この年，日本助産師会が行った全国調査では，産科単独病棟が8.6%，婦人科との混合（産婦人科）病棟が16.7%，小児科・内科・外科・整形外科・救急などの複数科と混合している病棟が全体の74.7%であった．「混合化」による弊害は，医療事故や安全管理への懸念，感染機会の増大，夜間の人手不足などがあげられる．助産師も専門職としての独自性を発揮できない環境での勤務であり，何より産婦にとって安全性や快適性が低いことが懸念される．

西暦（和暦）	主な出来事
2004（平成 16）年	●1 月，日本助産師会が 2000（平成 12）年 3 月に行った男性助産士導入賛成書面総会決議に対し，2002（平成 14）年 4 月に決議無効の確認を求めて起こされた訴訟が和解に終わる．その後，議題は 2 年間凍結され，2005（平成 17）年の通常総会で再度審議された．
	●4 月，天使大学が専門職大学院を開校．「自立した助産師の育成には，専門職大学院または大学院教育に特化した教育が必要」との見解．聖路加看護大学大学院修士課程でも 2005（平成 17）年度から助産師教育が開校され，大学院での助産師教育が始まった．
	●この年，日本助産師会が『助産所業務ガイドライン』を発行．以降，5 年ごとに改定．
2005（平成 17）年	●この年，全国の産婦人科医は，2004（平成 16）年に 10,594 人であったことが発表され，10 年間で 7% 減少したことがわかった．
	●この年，日本産科婦人科学会による調査で，1993（平成 5）年に 4,286 施設あった出産を扱う医療機関は，3,056 施設に激減したことがわかった．
2006（平成 18）年	●この年，日本助産師会が「助産師の声明」を発行し，助産師の定義，理念，倫理綱領，役割・責務を示した．
	●この年，全国助産師教育協議会が助産師教育のコア内容におけるミニマム・リクワイヤメンツを策定．その後，2011（平成 23）年に厚生労働省が作成した「助産師に求められる実践能力と卒業時の到達目標と到達度報告」から，2 項目の教育内容を加えた改定版を 2012（平成 24）年に発表した．
	●この年，奈良県において，公立病院で分娩中に意識不明となった妊婦が，大阪府内などの 19 病院に受け入れを断られた末，搬送先の病院で 8 日後に死亡．同県では，翌年にも救急搬送された妊婦が，同県や大阪府などの計 9 病院に受け入れを断られ，救急車内で死産となった（奈良妊婦たらい回し事件）．
2008（平成 20）年	●1 月，保健師助産師看護師学校養成所指定規則が一部改正され，分娩の取り扱いの助産の範囲が示された（第 4 次カリキュラム改正）．実習単位は 9 単位となり，総単位が 23 単位となった．
	●4 月，日本産科婦人科学会と日本産婦人科医会が『産婦人科診療ガイドライン』を発刊．以降，3 年ごとに改訂．
2009（平成 21）年	●1 月，産科医療補償制度が，分娩に関連して発症した重度脳性麻痺児に対する補償の機能と脳性麻痺の原因分析・再発防止の機能とを併せもつ制度として創設された．公益財団法人日本医療機能評価機構は，制度の運営組織として，分娩機関の制度加入手続，保険加入手続，掛金集金，補償対象の認定，原因分析および長期の補償金支払手続（保険金請求手続）等を行う．

西暦（和暦）年	主な出来事
2009（平成21）年	●3月，東京都では母体救命搬送のための新しいシステムを構築し，これまでの周産期ネットワークシステムに加える形で，運用を開始した．
2010（平成22）年	●この年，日本助産師会から「日本の助産師のコア・コンピテンシー」が示された．コンピテンシーは，「倫理的感応力」「マタニティケア能力」「ウィメンズヘルスケア能力」「専門的自律能力」の4つの要素から構成されている．
2011（平成23）年	●1月，保健師助産師看護師学校養成所指定規則が一部改正．厚生労働省や文部科学省で検討会が開かれ，保健師・助産師教育の新しい指定規則が，おのおの28単位で承認された． ●8月，『第1回 産科医療補償制度 再発防止に関する報告書』を公表．報告書は，医学的な観点から原因分析・蓄積された情報の概略を示した「数量的・疫学的分析」と，産科医療の質の向上，産婦人科診療ガイドラインの順守，より慎重な対応が求められたテーマを選定した「テーマに沿った分析」で構成され，毎年公表されている．2020（令和2）年には第10回報告書を公表している．
2012（平成24）年	●この年，日本助産学会が『エビデンスに基づく助産ガイドライン—分娩期2012』を発行．以降，『エビデンスに基づく助産ガイドライン—妊娠期・分娩期2016』，『エビデンスに基づく助産ガイドライン—妊娠期・分娩期・産褥期2020』を4年ごとに発行．
2013（平成25）年	●この年，助産実践能力認証（施設助産師の実践能力としてラダーⅢレベルを認証する）仕組みづくりの動き．
2015（平成27）年	●7月，第11回ICMアジア太平洋地域会議・助産学術集会が横浜で開催され，37ヵ国より3,200名以上が参加． 海外 9月，ニューヨーク国連本部で採択された「持続可能な開発のための2030アジェンダ」のもと，2030年までに達成すべき17の目標と169のターゲットが，持続可能な開発目標 Sustainable Development Goals（SDGs）としてまとめられた．助産に関わる目標は下記のとおり． **目標3** すべての人に健康と福祉を ターゲット 3.1. 2030年までに，妊産婦の死亡率を出生10万人当たり70人未満に削減する． ターゲット 3.2. 2030年までに，新生児死亡率を出生1,000件中12件以下まで減らし，5歳以下死亡率を少なくとも出生1,000件中25件以下まで減らす． ●12月，助産実践能力認証「アドバンス助産師」制度が開始．

西暦（和暦）	主な出来事
2016（平成28）年	●6月，母子保健法が一部改正．妊娠期から子育て期にわたる切れ目ない支援に向けて，「子育て世代包括支援センター」の設置が法定化された．
2018（平成30）年	海外　2月，WHOの正常産に関する新ガイドライン『WHO recommendations：Intrapartum care for a positive childbirth experience（WHO推奨：ポジティブな出産体験のための分娩期ケア）』が22年ぶりに改訂．
	●3月，診療報酬改定で，「乳腺炎重症化予防ケア・指導料」が新設され，助産師のケアが初めて算定対象となった．
	●12月，成育基本法公布．成長過程にある子どもおよびその保護者，ならびに妊産婦に対して，必要な成育医療を切れ目なく提供するための施策を総合的に推進することを目的としている．
2019（令和元）年	●12月，母子保健法が一部改正．産後ケアを必要とする出産後1年を経過しない女性および乳児に対し，母子の心身の状態に応じた保健指導や相談を行う「産後ケア事業」が法定化された．
	●助産学教育課程を学士課程から修士課程，専攻科へ移行する大学が漸増傾向．全216校のうち，大学院43校，大学専攻科・別科39校，大学85校，短期大学専攻科4校，養成所・専修学校45校．
2020（令和2）年	●6月，全国助産師教育協議会が「望ましい助産師教育におけるコア・カリキュラム（2020年版）」を公表．
	●10月，保健師助産師看護師学校養成所指定規則の一部を改正する省令が公布．2022（令和4）年4月より助産師学校養成所カリキュラムの総単位数を28単位から31単位とする．

（笹川 恵美，春名 めぐみ）

【文　献】

・井村真澄：「乳腺炎重症化予防ケア・指導料」新設の意義─診療報酬点数化の経緯と概要，日本助産学会の取り組み．助産雑誌，72（11），p.830-837，2018.
・大出春江：戦後の助産婦教育．産み育てと助産の歴史─近代化の200年をふり返る─，白井千晶編，p.154-162，医学書院，2016.
・大林道子：助産婦の戦後．勁草書房，1989.
・大林道子：お産─女と男と─．勁草書房，1994.
・國井修：Safe Motherhoodの世界の動向と展望．日本助産学会誌，21（1），p.68-74，2007.
・国際協力機構国際協力総合研修所：日本の保健医療の経験─途上国の保健医療改善を考える─．p.49-64，国際協力機構国際協力総合研修所調査研究グループ，2004.
・鈴木美恵子：保健師助産師看護師国家試験の変遷─助産師国家試験を中心に─．日本赤十字武蔵野短期大学紀要，18，p.57-65，2005.

・島田三恵子：WHO の正常産のケア 59 ヵ条と我が国のお産ケア．周産期医学，32（増刊号），p.158-161，2002.
・全国助産師教育協議会：全国助産師教育協議会のあゆみ．創立 50 周年記念誌，p.35-55, 2015.
・中山まき子：出産施設はなぜ疲弊したのか―日母産科看護学院・医療法改定・厚生諸政策のあゆみ―．日本評論社，2015.
・日本助産評価機構：CLoCMiP® レベルⅢ認証制度とは．アドバンス助産師．1，p.9，2017.
https://www.josan-hyoka.org/advanced-midwife/vol01.pdf（2020 年 9 月 10 日閲覧）
・日本医療機能評価機構：産科医療補償制度について．
http://www.sanka-hp.jcqhc.or.jp/outline/purpose.html（2020 年 9 月 10 日閲覧）
・帝京大学 EBM センター：コクラン共同計画とは．
http://www.med.teikyo-u.ac.jp/～ebm/cochrane_contents.htm（2020 年 9 月 10 日閲覧）
・日本産科婦人科学会，日本産婦人科医会：産婦人科診療ガイドライン―産科編 2020―．日本産科婦人科学会事務局，2020.
・日本助産学会ガイドライン委員会：エビデンスに基づく助産ガイドライン―妊娠期・分娩期・産褥期 2020―．2020.
https://www.jjyosan.jp/uploads/files/journal/JAM_guigeline_2020_revised20200401.pdf（2020 年 9 月 10 日閲覧）
・日本助産学会：学会紹介．
https://www.jyosan.jp/modules/about/index.php?content_id=2（2020 年 9 月 10 日閲覧）
・日本助産師会：日本助産師会のあゆみ（歴史）．
http://www.midwife.or.jp/association/ayumi.html（2020 年 9 月 10 日閲覧）
・日本助産師会助産業務ガイドライン改訂検討特別委員会編・監：助産業務ガイドライン 2019．日本助産師会出版，2019.
・平澤美恵子：助産師教育の今―教育課程の変遷と現状をみつめて―．助産雑誌，64（12），p.1048-1053，2010.
・平澤美恵子，片桐麻洲美，赤山美智代：第 18 回日本助産学会学術集会集録シンポジウム―喜びにあふれた出産・育児のために―．日本助産学会誌，17（3），p.40-41，2004.
・保健師助産師看護法 60 年史編纂委員会：厚生労働省等の看護行政の足跡．保健師助産師看護師法 60 年史．日本看護協会，p.78-151，2009.
https://www.nurse.or.jp/home/publication/pdf/report/2009/hojyokan-60-5.pdf（2020 年 9 月 10 日閲覧）
・マースデン・ワグナー：WHO 勧告にみる 望ましい周産期ケアとその根拠．井上裕美，河合蘭監訳，メディカ出版，2002.
・松本誠一：にっぽんのお産　その 5　「敗戦で日本のお産はどう変わったか」．紙リボーン，2（11），p.7，2005.
・三砂ちづる：コミットメントの力―人と人がかかわるとき―．NTT 出版，2007.
・三井政子，森仁美，黒木千恵：男性助産師是非論．岐阜医療技術短期大学紀要，18，p.85-96，2002.
・宮崎文子：時代が求める自律した助産師への期待．看護科学研究，8，p.40-45，2009.
・村上明美：助産師教育の変遷といま．看護教育，54（11），p.982-985，2013.
・WHO：WHO の 59 カ条 お産のケア実践ガイド．戸田律子訳，農山漁村文化協会，1997.

MEMO

MEMO

編者紹介

三砂ちづる（みさごちづる）

専門は母性保健，疫学．津田塾大学多文化・国際協力学科教授．1981 年，京都
薬科大学卒業．1999 年，ロンドン大学 Ph.D.（疫学）．ロンドン大学衛生熱帯医
学校，JICA ブラジル家族計画・母子保健プロジェクト（通称「光のプロジェクト」），
国立公衆衛生院疫学部などを経て，2004 年より津田塾大学国際関係学科教授，
2019 年より現職．著書に『オニババ化する女たち—女性の身体性を取り戻す—』
（光文社），『死にゆく人のかたわらで—ガンの夫を家で看取った二年二カ月—』（幻
冬舎），『少女のための性の話』（ミツイパブリッシング），『女が女になること』（藤
原書店）など多数．

科学的根拠から考える 助産の本質

2021 年 2 月 15 日　1 版 1 刷　　　　　　　　　　　©2021

編　者
三砂ちづる

発行者
株式会社 南山堂　代表者 鈴木幹太
〒113-0034　東京都文京区湯島 4-1-11
TEL 代表 03-5689-7850　www.nanzando.com

ISBN 978-4-525-50181-5